顾文忠医疗经验选编

顾文忠　顾勇刚　主编

中医古籍出版社

图书在版编目（CIP）数据

顾文忠医疗经验选编/顾文忠，顾勇刚主编．－北京：中医古籍出版社，2017.11

ISBN 978－7－5152－1608－9

Ⅰ．①顾… Ⅱ．①顾…②顾… Ⅲ．①中医学临床－经验－中国－现代 Ⅳ．①R249.7

中国版本图书馆 CIP 数据核字（2017）第 271846 号

顾文忠医疗经验选编

顾文忠　顾勇刚　主编

责任编辑　孙志波
封面设计　映象视觉
出版发行　中医古籍出版社
社　　址　北京东直门内南小街 16 号（100700）
印　　刷　三河市华东印刷有限公司
开　　本　710mm×1000mm　1/16
印　　张　14.75　彩插 8 幅
字　　数　200 千字
版　　次　2017 年 11 月第 1 版　2017 年 11 月第 1 次印刷
印　　数　0001~2000 册
书　　号　ISBN 978－7－5152－1608－9
定　　价　38.00 元

编 委 会

主　编　顾文忠　顾勇刚

副主编　黄爱民　郭亚芳　谈敏华

编　委　（排名不分前后）

顾文忠　顾勇刚　黄爱民

郭亚芳　谈敏华　陆　红

马　俐　赵　英　张雪峰

蔡　雯　王艳雯　徐婉莉

徐勤芳

内 容 提 要

本书共计五个部分："临证特色""论文遴选""国际论坛""冬令膏方"和"养生防病"，是作者数十年的学医心得和临证经验的总结。

"临证特色"是作者担任"浦东新区名中医工作室"和"上海市基层名老中医专家经验传承研究工作室"导师，进行传承带教工作期间，学生们协助整理的临证思路、诊疗特色和用药经验。

"论文遴选"主要是从作者发表的上百篇论文中，选择的有一定学术价值、可供临床参考、具有特色经验的验案及论著。其中"经方活用"是作者应用经方或以经方加减治病的经验；"各科治验"是作者应用独创的经验方或辨证组方治疗多科病证的经验。

"国际论坛"是作者在世界传统医学论坛上的学术演讲或经验推介。

"冬令膏方"是作者在冬令进补时节调治多种疾病和"治未病"的代表性膏方。

"养生防病"是作者下社区向广大群众宣教和推广的健康生活方式和防病保健经验。

本书理论联系实际，有一定的独特见解，可供中医、中西医结合临床工作者和中医爱好者在"学经典、跟名师、做临床"时参考。

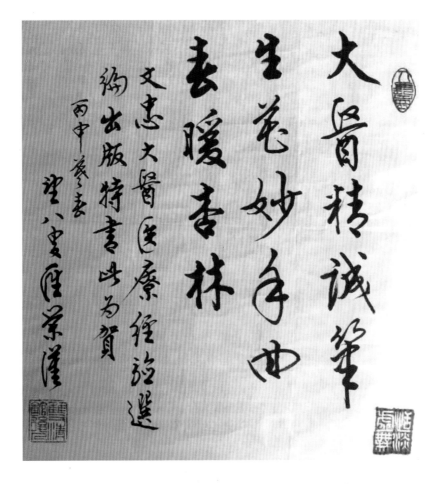

大醫精誠筆
生花妙手回
春暖杏林

文忠大醫醫療經驗選
編出版特書此為賀

丙申季春
望八叟羅榮漢

2016 年，历任中国农工民主党第十届、第十一届中央委员，重庆医科大学中医药学院编审（教授），《实用中医药杂志》主编、编委会常务副主任，罗荣汉先生为本书题词

主 编 简 介

顾文忠，1945 年生，上海市浦东南汇人。1969 年毕业于上海第二军医大学，1978 年毕业于云南省中医研究班，主任医师，中医学荣誉博士。《中华中医疑难病名医榜》入榜者，担任"中国民间中医医药研究开发协会特色医疗分会"常务理事。现为上海市浦东医院中医科"老中医工作室"名老中医、"上海市基层名老中医专家经验传承研究工作室"指导老师。

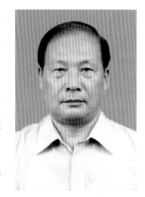

从事中医和中西医结合全科医、教、研工作四十余年，主诊中医内科、男科。擅长治疗慢性胃炎、慢性肝炎和肝硬化，以及男子性功能障碍、不育症和慢性前列腺炎等疑难病症。至今发表论文 162 篇，主编中医专著 2 部，其中《经典心悟》荣获 2016 年"国际中医药优秀学术成果奖"。参编中医、中西医结合专著 5 部。取得市、区级医学科技成果 5 项。应邀赴境外参加世界传统医学论坛 6 次，大会演讲 4 次。荣获浦东新区"最美老干部奖"、上海市劳动模范和"全国五一劳动奖章"。

顾勇刚，1974 年生，上海市浦东南汇人。1997 年毕业于上海中医药大学，副主任医师，现在上海市浦东医院中医科工作。担任中华中医药学会亚健康分会委员、中国民间中医药研究开发协会特色医疗分会委员、上海市中医药学会男科分会委员。

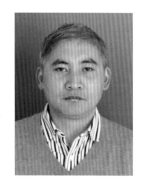

大学毕业后，即跟随家父顾文忠老中医临证抄方，学习做临床。参加了由家父担任导师的第二期名老中医带徒学习班，学到了家父的中医和中西医结合全科诊疗的个性化特色医疗经验。擅长治疗慢性胃炎、慢性结肠炎和慢性前列腺炎等疑难病症，至今发表论文 30 余篇，主编中医专著 1 部，以第二完成人取得市、区级医学科技成果 3 项，主持完成浦东新区卫生和计划生育委员会科研课题 2 项。

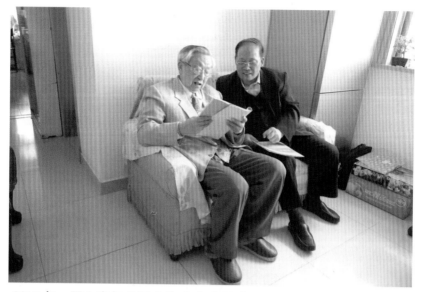

2016 年，顾文忠与首届上海市名中医张云鹏先生合影（在张云鹏先生家中）

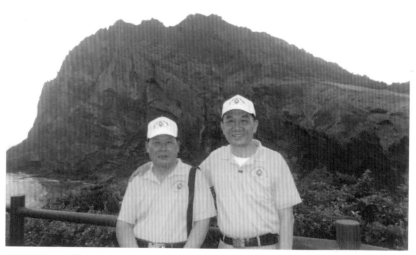

2014 年，顾文忠与中国民间中医医药研究开发协会特色医疗分会会长、北京聚医杰医药科学研究院院长江淑安先生合影（在韩国济州岛）

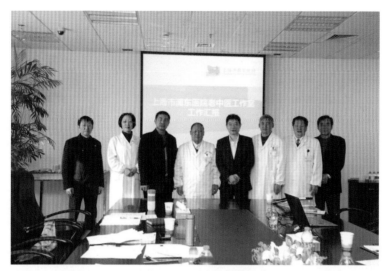

2014 年，上海市浦东医院领导与顾文忠名中医合影

左起周士铿（院长助理）、但淑杰（院办主任）、严建军（院党委书记）、顾文忠（浦东新区名中医）、余波（院长）、顾勇刚（名中医工作室学员）、黄建明（副院长）、郑忠新（工会主席）

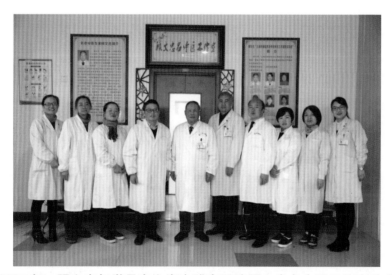

2017 年，顾文忠与学员在上海市浦东医院顾文忠名中医工作室前合影

左起为马俐、赵英、徐婉莉、黄爱民、顾文忠、顾勇刚、张雪峰、王艳雯、徐勤芳、郭亚芳

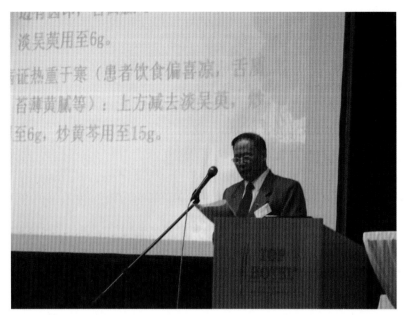

　　2008 年 6 月，顾文忠在"澳大利亚维多利亚州中医立法八周年纪念大会暨中澳中医药发展论坛"上发言

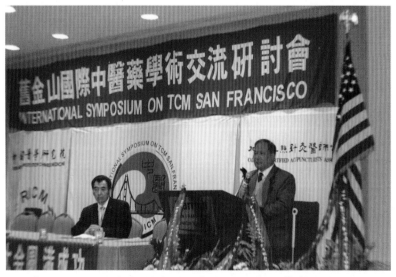

　　2010 年 3 月，顾文忠在"美国旧金山国际中医药学术交流研讨会"上发言

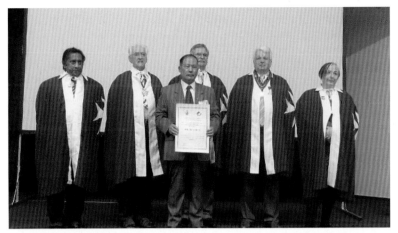

2011 年 4 月，顾文忠在"捷克第 49 届世界传统医学大会"上，荣获
"世界传统医学优秀成果奖"

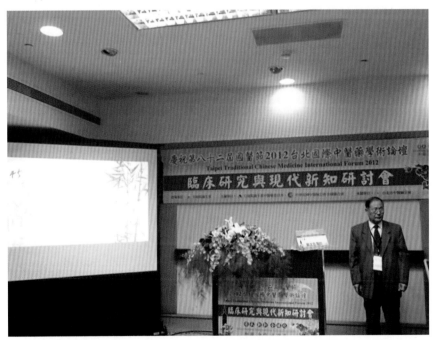

2012 年 3 月，顾文忠在"台湾第 82 届国医节暨 2012 台北国际中医药
学术论坛"上发言

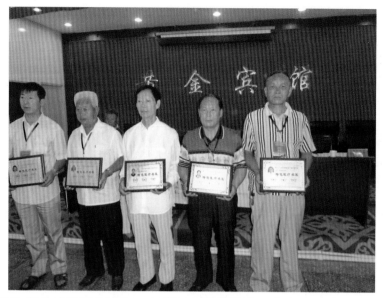

2013 年 8 月在河北承德，在聚医杰医药科学研究院召开的"第 22 次全国特色医疗名医学术交流会"上，顾文忠荣获"疑难病名医"称号

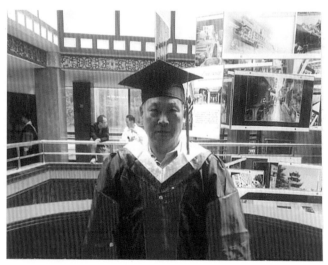

2016 年 9 月，香港国际中医药研究院授予顾文忠为"中医学荣誉博士"

张 序

20世纪70年代初，我在昆明延安医院中医科工作时，顾文忠同志曾跟随我临证实践，其勤奋好学，给我印象十分深刻。他是一个"西学中"的中医师，非常热爱中医，刻苦钻研中医，并坚持不懈，专心致力于中医、中西医结合的医、教、研工作，成果颇多，学验俱丰。

从这本书中，可以看到他个性化的临证特色和融会中西的学术观点；灵活运用经方和以经方作加减治疗各种急、慢性病证的经验；运用其创新的经验方治疗儿科、内科、妇科、男科、皮肤科、耳鼻喉科等全科病证的经验；根据现代中药药理研究成果，选药配方治疗多种复杂病证的经验；在世界传统医药论坛上向国际同行推介辨治疑难病的经验；在冬令进补时节，配制膏方治疗多种慢性病和亚健康状态的经验；向人民群众广泛宣传和推广科学养生防病的经验。这些宝贵的经验全都来自于实践，从中可以窥见他献身中医的高尚品格和善于创新的聪明才智。

顾文忠同志做到"精中通西"很不容易，尤其是几十年来，他学习和继承古代医家张仲景的"勤求古训、博采众方"，孙思邈的"博极医源、精勤不倦"和李时珍的"渔猎群书、搜罗百世"的严谨治学精神。以坚忍不拔的毅力，刻苦学习中医四大经典。顾文忠潜心研究张仲景的《伤寒论》和《金匮要略》，将其中寒热药共用组方辨证论治的方法掌握和运用得较为熟练。如他研配的治疗慢性前列腺炎的"前列清汤"，即针对本病脾肾亏损、精室湿热、瘀血阻络的复合病机和寒热错杂、虚实兼夹、阴阳紊乱的临床表现，应用《伤寒论》乌梅丸、抵当丸等方加减组成的新型方剂。由于临床疗效较好，故被评为"浦东新区优势中医技术项目"，被《中国中医药报》载入"名医名方"中。这种"继承不泥古、创新不离宗"的学习、研究和实践中医的方法很值得同道借鉴。

　　顾文忠同志脚踏实地，不尚空谈，勤奋博学，认真实践，尊重生命，关爱病人，用心做事，诚信做人。因此，他荣获了浦东新区最美老干部奖、上海市劳动模范和"全国五一劳动奖章"等近三十项荣誉和奖励。我为有这样的学生感到自豪，乐为之序。

上海市名中医（1995 年，首届）
全国老中医药专家学术经验继承指导老师（2000 年）

2016 年 5 月 1 日　于上海

自　序

我是西医出身、半路出家的"西学中"医师，在四十多载从医征途中，目睹了西医针对病因、疗伤救死的先进医技和难堪的技穷无奈、望病兴叹的尴尬境遇；见证了中医扶正祛邪、攻克疑难的灵巧医术和独有的整体观念、辨证论治的特色优势；亲验了中西互参、病证结合的新颖诊法和全面的邪正兼顾、标本同治的优良疗效。所以，我对西医非常敬仰，对中医无比信赖，对中西医结合由衷推崇。

我采用西医辨病、中医辨证相结合的治病模式。诊治每一种疾病时，先弄清西医的诊断、了解目前的疗效、辨清中医的病机、梳理古今的经验，然后抉择中、西医采取何种方法治疗。我认为，诊疗病人时，应该明确治疗是手段，救人才是目的。所以，必须突出中医整体观、辨证观、恒动观、中和观和治未病等伟大思想，这些都是"以人为本"理念的实质和体现。只有这样，才能达到病愈人康，医患和谐。

本书是我应用中医、中西医结合治疗常见病、多发病和疑难病、危重病的经验总结。极大部分已在国内外医学杂志、医药报刊或医学论坛、学术大会上发表和交流过。"临证特色"是我的学生们经过跟师实践后为我整理的临证思路、学术观点、治法特色和用药专长等经验。"论文遴选"主要是从我的上百篇论文中，选择的有一定学术价值、可供临床参考、能代表我经验特色的验案及论著。其中"经方活用"是我应用经方或以经方为主，与其他方剂进行加减（味）治疗多种疾病和疑难病的完整医案；"各科治验"是我采用自己的经验方或辨证组方治疗多科疾病或疑难病的经验展示。"国际论坛"是我应邀在国际医学论坛或学术交流大会上做的主题演讲或经验推介。"冬令膏方"是优选我在冬令进补时节，经临床验证，对多种疾病有良好疗效或治未病有良好保健功效的代表性膏方。"养生防病"是我被浦东新区"健康促进委员会"聘为"健康知识进社区"专家讲师团成员和区卫生局聘为"浦东新区中医中药文化科普讲师团"讲师后，在全区范围内经常向广大群众宣教和推广的健康生活方式和防病保健经验。

三年来，在本书整理、编撰过程中，受到余波院长、严建军书记和黄建明副院长等院、部领导的关心鼓励和大力支持，在此表示衷心的感谢！

我在专心于研究中医理论、坚持临床实践、培养青年中医的过程中，取得了上述些许经验，但离"大医精诚"的标准还相差甚远，书中缺点或疏漏在所难免，敬请读者指正，有望再版时修订。

顾文忠

书于顾文忠名中医工作室

2016 年 10 月

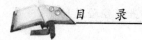
目　　录

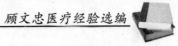

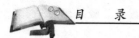

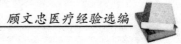

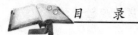

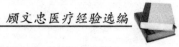

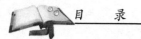

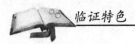
临 证 特 色

一、辨证施治，寒热并用

在临床上，疾病表现为纯寒、纯热证者很少，绝大多数表现为寒热错杂、虚实互现之证。所以组方用药也须寒热并用、补泻同施。我在治疗寒热错杂的慢性胃炎时，常选用《伤寒论》半夏泻心汤加减，以黄连、黄芩清热邪，干姜（吴茱萸）散寒邪，达到阴阳平衡，使病证改善、痊愈。即使对某些少见的纯寒、纯热之证，必要时，用药也可实行寒热并用。如用大队温热药治疗寒证时，选用少量寒性药，则药的寒性去，功用却保留；用大队寒凉药治疗热证时，选用少量热性药，则药的热性去，功用却保留。这叫去性取用法或称为革性存用法。如在治疗寒性便秘时，常选用《金匮要略》大黄附子汤，以附子、细辛之热性革除大黄之寒性，保存其泻下通便之用，如此，三味协同，共收温下之功。再如在治疗热证口腔溃疡时，常用黄连细辛汤或石膏细辛汤，以大量黄连（石膏）苦寒之性，革除少量细辛之热性，保留细辛止痛之功，故疗效颇佳。另外，对有些大寒大热之证，在采用大队温热药治疗大寒证、大队寒凉药治疗大热证时，常会发生患者服药即吐的严重格拒反应，此时如用少量与病证性质相同的药反佐其中，以引导阳药直达阴分（从阴引阳）或引导阴药直达阳分（从阳引阴），则可有效防止格拒反应。这叫"反佐诱（引）导法"。如我在治疗真寒假热证（阴盛格阳证）时，常采用《伤寒论》四逆汤加入少量黄连，以四逆汤峻补命火、破阴回阳，少量黄连苦寒为反佐，作从阴引阳之用。在治疗气分热盛伴有四肢厥冷的真热假寒证（阳盛格阴证）时，常采用《伤寒论》白虎汤，加入少量附子（一般3g），以白虎汤清热泻火，少量附子辛热为反佐，作从阳引阴之用。

二、注重扶阳，擅用附子

《内经》曰："阳气者，若天与日，失其所，则折寿而不彰。"这充分说明阳气在生命活动中的重要性，扶阳实为医疗、预防、养生、保健之第一要务。张仲景是善于运用附子扶阳的先师，后世郑钦安、祝味菊、吴佩衡等众多医家继承和发扬了张仲景运用附子扶阳的风格，形成了"火神派"这一特色诊疗体系。这在祖国医学发展史上是一大创新。我们要努力传承临证注重扶阳的宝贵经验。我在医疗实践中，凡遇阳虚和寒湿阴盛之证，方方不离附子，在当地形成了独特的扶阳擅用附子的诊疗风格。东北某市一老年男性患者，发热一个多月，经当地中、西医穷尽办法检查和治疗，花费数千元未能退热治愈，专程前来找我诊治。辨证为阳虚发热。我一反前医之清热解毒治法，采用甘温除热法，以大黄附子汤合理中丸、黄芪建中汤加减治之，附子用量达30g（先煎1小时），患者服药3剂即便通热退。再如上海市宝山区一位患脘腹冷痛并泄泻多年的中年男性患者，屡经有名的中、西医治疗不效，脘腹冷痛及泄泻之症越来越严重，于是冒着酷暑前来求治。辨证属于命门火衰，寒湿痛泻。我用附子理中汤合痛泻要方治之，单剂附子剂量从30g（先煎1小时）开始逐渐递增至60g（先煎2小时）、90g（先煎3小时）、120g（先煎4小时），共治疗2月余，终于使患者顽固的脘腹冷痛并泄泻之症完全消失。有学生问我："你在这盛夏酷暑之时，用此等大热大毒之药，却无虑患者中毒，何来胆量？"我答曰："古人云：'有是证，用是药也！'又《本经》云：'若用毒药疗病，先起如黍粟，病去即止，不去倍之，不去十之，取去为度。'我遵古训，将附子用量视'病去'程度而逐渐递增，中病即止。同时交代患者对附子必须做到先煎、久煎，口尝不麻为度。如此胆大心细，岂会中毒！"

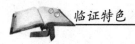
三、关注量效，善投重剂

我认为，目前中国药典和中医药教科书上规定的中药饮片剂量普遍较小，以此剂量治疗当今的常见病、多发病，事实证明，对很多患者起效慢、疗效不佳，对某些疑难病和危重病更是如此。而加重药量后却能快速起效，减少治疗时间，提高临床疗效。现在许多中医临床家也认为，中药的临床疗效在一定范围内是随着剂量的增加而增加的，重剂能起沉疴，能加速起效的时间。之所以要通过加重药量来提高临床疗效，是因为现今的中药材属野生的已较少，绝大多数为人工种植药材，又由于中药的品种、产地、种植技术和加工炮制不同等原因，使中药的有效成分含量不足，因而，必须加重药量来提高临床疗效。此外，由于当今医学模式的转变（由生物—医学模式转变为生物—心理—社会—环境模式）和人的禀赋体质的改变，人们对中药的耐药性也有所增强，所以也需要增加药量来确保临床疗效。因此，在临证时，我在重视医疗安全的前提下，大多采用药味多（20～30味）、药量重（15～30g）的处方辨证论治。比如我在治疗胃肠道疾病和风湿类疾病时，有些患者舌苔厚腻很顽固，用一般剂量的苍术（10～15g）、砂仁（3～6g）等燥湿、化湿药根本不起作用，我便常用苍术达50g、砂仁达15g或以上，结果疗效很明显。再如，治疗顽固性头痛时，应用川芎15～30g的一般剂量很难起效，我就用到60g或以上，效果也很显著。又如，治疗外科术后较多见的实热型粘连性肠梗阻时，我常用枳实30～50g、大腹皮30～50g、莱菔子30～50g、制大黄30～50g、三棱20～30g、莪术20～30g，有较好疗效；治疗直肠脱垂和妇女子宫脱垂时，加用枳壳或枳实30g、大腹皮30g，疗效也较好；治疗慢性前列腺炎或慢性盆腔炎（非月经期）时，应用苦参20～30g、红藤20～30g、败酱草20～30g、瓦松20～30g、土茯苓20～30g、三棱15～30g、莪术15～30g，常能达到满意的疗效。

四、病证结合，专方辨治

西医辨病能明确疾病的本质，中医辨证能明确疾病的现状。辨病与辨证相结合，对疾病的治疗更具针对性，也更加科学合理。我在长期的临证实践中，形成了自己独特的"病证结合，专方辨治"的诊疗思路。即在明确疾病的诊断后，选定主治专方，再根据疾病现阶段的证候进行随证加减治之。例如："急性支气管炎"用专方三拗汤主治。寒咳寒痰者，合苓甘五味姜辛夏汤、三子养亲汤加减；热咳热痰者，合泻白散、清气化痰丸加减。"慢性胃炎"用专方半夏泻心汤主治。中焦寒邪偏盛者，去黄芩，加吴茱萸、炮附子；热邪偏盛者，重用黄连，再加蒲公英。"慢性胆囊炎"用专方小柴胡汤主治。胆热者，加郁金、金钱草、龙胆草；脾虚胆热者，加白术、吴茱萸、郁金、金钱草；气滞胁痛者，加川楝子、延胡索、八月扎。"慢性乙型肝炎"用专方逍遥散主治。肝脾血瘀者，加郁金、三棱、莪术、地鳖虫（或合桃红四物汤加减）；脾虚水肿（腹水）者，加黄芪、防己、桂枝、泽泻、车前子。"阴茎勃起功能障碍"用经验专方兴阳散（蜈蚣、蜂房、蛇床子）主治。心脾两虚者，合归脾汤加减；命火不足者，合右归丸加减；肝气郁结者，合柴胡疏肝散加减。"慢性前列腺炎"用专方四妙丸主治。湿热瘀阻者，合龙胆泻肝汤、抵当汤加减；寒热错杂瘀阻者，合乌梅丸、抵当汤加减。"男子少精弱精不育症"用专方归脾汤主治。气血不足者，加黄精、山药、首乌、鸡血藤；脾肾亏损者，加仙灵脾、巴戟天、枸杞子、菟丝子、鹿角片。"亚健康失眠"用专方酸枣仁汤主治。心脾两虚者，合归脾汤加减；阴虚火旺者，合天王补心丸加减；心烦惊恐者，合柴胡加龙骨牡蛎汤加减；肝气郁结者，合逍遥散、甘麦大枣汤加减。

五、运用药组，增强疗效

由两种中药组成一对成固定搭配，称为药对。由三种或三种以上的

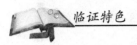
中药组成固定搭配称为药组。药组和药对的主要作用是增强方剂的疗效，而药组的作用更强。我在治疗某些慢性病和疑难病时，处方中除运用药对以外，常运用药组以增强方剂的疗效。如治疗风寒咳嗽时，常用紫菀、款冬花、鹅不食草为药组以增强宣肺止咳之效。在治疗痰热壅肺时，常用贝母、瓜蒌、百部为药组以增强清肺化痰之效。治疗慢性胃炎时，胃热痛者，用木香、香附、荔枝核、徐长卿为药组以增强理气止痛之效；胃寒呕吐、呃逆时，用刀豆、柿蒂、公丁香为药组；胃热呕吐、呃逆时，用旋覆花、代赭石、竹茹为药组以增强降逆止呕之效。治疗妊娠呕吐时，常用黄连、吴茱萸、苏叶为药组以增强和胃止呕之效。治疗慢性前列腺炎时，常用红藤、败酱草、瓦松、地丁草为药组以增强清热解毒之效。治疗妇科带下阴痒时，常用苦参、椿根皮、蛇床子为药组以增强止带止痒之效。治疗妇女难治性闭经时，常用水蛭、虻虫、地鳖虫为药组以增强活血通经之效。治疗顽固性头痛时，常用川芎、天麻、全蝎、徐长卿为药组以增强止痛之效。治疗失眠时，常用枣仁、远志、五味子、灵磁石为药组以增强镇静安眠之效。治疗肾虚腰痛时，常以续断、狗脊、桑寄生为药组以增强壮腰健肾之效。治疗寒湿型腰突症、坐骨神经痛时，常用川乌、草乌、桂枝、千年健为药组以增强散寒祛湿止痛之效。治疗慢性结肠炎寒湿泄泻时，常用苍术、吴茱萸、乌梅为药组以增强祛寒燥湿止泄之效。治疗胆石症时，常用急性子、威灵仙、王不留行为药组以增强溶石排石之效。治疗瘀热型青春痘和毛囊炎时，常用生槐花、土茯苓、地丁草、大青叶为药组以增强清热凉血解毒之效。治疗急、慢性尿路感染时，常用苦参、石韦、萹蓄为药组以增强清热利湿之效。

六、复合病证，治以复法

由于人的正气有强弱，体质有差异，如遇多种病邪致病，发病常呈复合病证，即疑难病症、急危重症或慢性久病，出现旧病未愈，新病又发，或两种及两种以上的病证同时发生，治疗颇为棘手。此时，必须详审病机，明确病因、病性、病位、病势，分清病机因果、主次、兼夹与转化关系，进行审机辨证，采用复合的治法和方剂进行多靶点、多途径、多思路综合治疗。如张仲景在《伤寒杂病论》中对太阳误下、邪入少阳、水饮微停滞者，以柴胡桂枝干姜汤主之；对外有风寒，内有水饮，兼见烦躁者，以小青龙加石膏汤主之。再如，仲景对于由寒热痰湿之邪与气血相搏在胁下结为癥块（疟母）者，用鳖甲煎丸主之。方中重用鳖甲攻坚散结以消疟母，加上䗪虫、桃仁、丹皮、大黄、蜣螂、赤硝、鼠妇、紫葳、蜂窠等以破血、消瘀、软坚，厚朴以理气破滞，半夏、葶苈、乌扇、石韦、瞿麦以化痰行水，佐以人参、阿胶、芍药调和气血，干姜、黄芩止其寒热，桂枝、柴胡和解表里，利用灶灰消导，清酒行速，用丸代煎，以徐除癥瘕。这些都展示了张仲景对多病因、多病位、多病势复合的复杂病证进行审机辨证，采用复法组方治疗的高超技艺。我效法仲景，在治疗慢性前列腺炎时，审察有脾肾亏损、精室湿热、瘀血阻络的复合病机，故用补益脾肾、清利湿热、活血通络的复合治法，以乌梅丸、红藤煎、抵当汤等方剂加减组成复方（"前列清汤"）治疗，效果甚佳。再如我在治疗感冒后咳嗽兼有慢性胃炎、慢性尿路感染时，审察有肺气虚寒、脾胃寒湿、膀胱湿热夹瘀的复合病机，故以小青龙汤合附子理中丸、八正散等加减组成复方治疗，效果满意。又如我在治疗不明原因发热，西医无法治疗时，审察有少阳证、阳明经证、热入营血、邪入阴分等复合病机，故以小柴胡汤、白虎汤、清营汤、犀角地黄汤、青蒿鳖甲汤等加减组成复方（"复方抗高热饮"）治疗，收到明显的退热和抗感染效果。

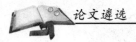
论 文 遴 选

一、经方活用

（一）不明原因发热——治以附桂理中汤合当归补血汤（加味）

周某，男，48 岁。1999 年 6 月 4 日初诊。

病史：自述平素常有畏寒肢冷、大便溏薄等症状。从 3 月 10 日始，每日下午 4 时至 10 时出现发热，体温最高时达 39.5℃，一般都在 38～39℃之间。曾在当地某医院治疗二月余，诊为"不明原因发热"，西医应用青霉素、先锋必、丁胺卡那霉素、洁霉素、阿奇霉素、灭滴灵、异烟肼等多种抗生素治疗，未见明显效果，体温依然不降，故自动要求出院。改投当地某中医院治疗，给服黄连、黄芩、黄柏、银花、连翘等清热解毒药治疗 5 日，体温非但不降，反而发热更高，最高时达 40.2℃，畏寒症状更甚，出现恶心呕吐，腹痛泄泻，遂停服剩余汤剂，由家人陪同来本院求治。刻诊：身体消瘦，精神不振，形寒肢冷，面色萎黄，伴全身乏力，头晕心悸，睡中多梦，自汗不止，食欲不振，时有恶心，脐周腹痛，大便溏薄，日五六次。自述腰背部冷甚，似有冷水浇灌。舌质淡胖，舌边齿印深，苔白腻润滑，脉沉细。

西医诊断：不明原因发热。

中医辨证：脾肾阳虚，气血两亏。

治　　法：温肾暖脾，益气养血。

方　　剂：附桂理中汤合当归补血汤加味。

处　　方：炮附子、桂枝、淡干姜、炙甘草各 10g，炒当归、炒苍术、炒白术、炒白芍、姜半夏、补骨脂、鸡内金、红枣、木香各15g，炙黄芪、炒枣仁、茯苓、菟丝子各20g，党参30g。7剂，每日1剂，连续水煎3次，每次取汁150ml，混匀后分早、中、晚3次服完。

二诊（6月11日）：体温渐降正常，精神明显好转，食欲改善，泄泻亦止。给服中成药附子理中丸、归脾丸调治2周，诸症全消。

按：中医学将"发热"分为外感（实证）和内伤（虚证）两类。本例患者属内伤发热，故前医（当地中医）按外感发热，应用黄芩、黄连、黄柏、银花、连翘等清热解毒药治之无效，反使病情加重，此辨证错误所致也！本例之内伤发热乃由"脾肾阳虚，气血两亏"使然，当宗李东垣"甘温除热"法治之，即温肾暖脾，益气养血是也，此亦前人所谓"有是证则用是药"也！故笔者组方应用炮附子、淡干姜、桂枝、补骨脂、菟丝子、黄芪、党参、当归等大队甘温（热）补虚药，而不用一味清热解毒药，却获得了快速退热之效。

（原载于《中华临床防治医学杂志》2007年第4期）

（二）奔豚气——治以桂枝加桂汤合半夏泻心汤（加减）

胡某，女，45岁，农技师。2008年2月15日初诊。

病史：自述近一周来时常出现小腹部有一股气上冲至心胸，其状如豚之奔跑。每日发作七八次，苦不堪言。乡村医生不知何病，故介绍其来本院就诊。刻诊：气上冲心发作刚过，仍有心烦不宁感，遂即做心电图检查，示正常心电图。询问病史得知，患者有胃病三年余，平素常感上腹部痞满不适，间有嗳气反酸，食欲不振，大便溏泄。每当脘腹受凉或进食寒凉食物后，上述症状即加重，出现胃脘疼痛，同时会频频发作于小腹部有一股气上冲心胸，搅得心烦不宁。近来就因脘腹受凉而引发。年初曾查胃镜示：慢性表浅性胃炎（黏膜充血、水肿、出血）。舌质淡，边有齿印，苔白微腻，脉弦缓。

西医诊断：1. 慢性胃炎；2. 胃肠功能失调。

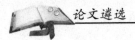
中医辨证：脾胃虚寒。

治　　法：温中散寒。

方　　剂：桂枝加桂汤合半夏泻心汤加减。

处　　方：桂枝10g，白芍15g，炙甘草10g，生姜10g，大枣15g，肉桂5g（后下），党参30g，炒白术15g，茯苓20g，炒川连3g，淡吴茱萸6g，淡干姜10g，姜半夏15g，厚朴15g，炒九香虫10g，焦六曲20g，乌贼骨20g。7剂，每日1剂，连续水煎3次，每次取汁150ml，混匀后分早、中、晚3次服完。嘱：防止脘腹受凉，忌食寒凉肥腻食品。

二诊（2月22日）：气上冲心不再发作，无心烦不宁，胃脘不痛，食欲改善，精神爽朗。唯偶有嗳气反酸，大便较软。舌质淡红，苔白，脉缓。此乃药见疗效，宜守方再服，方中加入补骨脂15g，再服7剂。

三诊（3月1日）：诸症全消，患者非常感激。给服中成药胃苏冲剂继续治疗慢性胃炎。

随访半年余，患者奔豚气未见再发。

按：《伤寒论》第117条在论述奔豚气及其治疗时曰：奔豚气为"气从少腹上冲心者……与桂枝加桂汤，再加桂二两也"。本例有典型奔豚气发作，故治疗方中也用有桂枝加桂汤。只是"加桂"，不是加桂枝，而是加用肉桂。此根据章虚谷在《伤寒论本旨》中所云：桂枝加桂汤"相传方中或加桂枝，或加肉桂。若平肾邪，宜加肉桂；如解太阳之邪，宜加桂枝也"。由于本例为寒邪阻滞中焦，引动下焦肾脏阴寒之气上攻发为奔豚，故方中不加桂枝而加肉桂。另外，由于本例素有慢性胃炎，证属脾胃虚寒，故用半夏泻心汤加减投入以温中散寒。中焦寒邪去，则无下焦肾脏阴寒之气上攻，奔豚气遂止。

（原载于《中国中医药报》2012年1月19日）

（三）自汗不止——治以桂枝加附子汤（加味）

患者陈某，男，54岁。2009年5月11日初诊。

病史：自述于一个月前因胆石症胆绞痛而行胆囊切除手术。手术后至今，经常全身出汗，日间出汗少些，夜间汗极多，湿透内衣、内裤。曾询问手术医生，何故出汗？解释道："有少数手术患者，应用麻醉药后，可能使自主神经功能暂时失调，多数不久会自愈的。"给予生脉饮口服液治疗一周余，未能止汗。因自觉全身汗出非常不适，故求治于中医。刻诊：精神萎靡，全身汗出，尤以胸、腹及背部为甚，恶风畏寒，四肢厥冷且关节屈伸欠灵活。触诊患者胸、腹、背部皮肤有汗出，大便湿软，日二三次。舌质淡，苔白，脉迟细。

　　西医诊断：自主神经功能失调。

　　中医辨证：脾肾阳虚。

　　治　　法：温阳止汗。

　　方　　剂：桂枝加附子汤加味。

　　处　　方：桂枝 15g，白芍 15g，炙甘草 15g，生姜 15g，大枣 20g，炮附子 15g，黄芪 30g，白术 15g，防风 6g。7 剂，每日 1 剂，连续水煎3 次，每次取汁 150ml，混匀后分早、中、晚 3 次服完。

　　二诊（5 月 18 日）：患者喜述，汗出大减，日间已不出汗，唯晚间少许出汗。恶风畏寒及四肢厥冷基本消失，关节活动亦较前灵活，大便已成形，每日 1 次。此乃方药效佳，原方再进 7 剂。

　　三诊（5 月 25 日）：患者精神爽朗，诸症全消，已恢复上班。应患者要求，给予玉屏风颗粒及右归丸两周量，以巩固疗效。

　　随访半年余，未见自汗再发。

　　按：《伤寒论》第 20 条云："太阳病，发汗，遂漏不止，其人恶风，小便难，四肢微急，难以屈伸者，桂枝加附子汤主之。"此条文证候之病因病机为太阳病过汗伤阳，营卫不和致阳虚汗漏并表证不解，故以桂枝汤和营解表，加附子以温经复阳，固表止汗。笔者所治病例，其病因不属太阳病过汗所致，乃由于手术创伤引起身体虚弱使然。但其主要证候表现（"经常全身出汗""恶风畏寒""四肢厥冷且关节屈伸欠

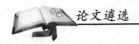
灵活")之病机亦为营卫不和，阳虚汗漏，故用桂枝加附子汤治疗效佳。方中加黄芪、白术、防风，为《丹溪心法》之玉屏风散，有益气固表止汗之功。二方合之，则温阳益气，固表止汗，疗效益佳。

（原载于《中国中医药报》2012 年 2 月 16 日）

（四）小腹冷——治以四逆汤合吴茱萸汤（加味）

王某，男，47 岁，机械工程师。1999 年 3 月 14 日初诊。

病史：自述出差 1 周刚返归，就感手足冰凉，小腹发冷。用热水袋敷之即感舒适，但不敷后，即复如故。精神较痛苦，故求治于笔者。症见：形寒厚衣，面色苍白，手足冷甚，脐以下小腹满胀，按之疼痛明显。询问其胸部有否痛楚，回答无甚不适。小便清长，大便湿软。舌质淡，苔白，脉迟细。

西医诊断：小腹发冷待诊。

中医辨证：寒邪内盛，冷结膀胱关元（病机乃阴寒之邪，凝结于小腹，元阳不振）。

治　　法：温阳散寒。

方　　剂：四逆汤合吴茱萸汤加味。

处　　方：炮附子 10g，淡干姜 10g，炙甘草 10g，台乌 15g，仙灵脾 15g，淡吴茱萸 5g，红参 10g，生姜 10g，大枣 15g。5 剂，每日 1 剂，连续水煎 3 次，每次取汁 150ml，混匀后分早、中、晚 3 次服完。

二诊（3 月 19 日）：手足转温，小腹胀满大减，守原方再服 5 剂。

三诊（3 月 24 日）：诸症全消，精神愉快。

按：《伤寒论》第 340 条曰："病者手足厥冷，言我不结胸，小腹满，按之痛者，此冷结在膀胱关元也。"该患者之证候表现及其病机与本条文所述基本相似，故用四逆汤合吴茱萸汤加味以温阳驱寒，疗效颇佳。

（原载于《中华综合临床医学杂志》2007 年第 3 期）

（五）手足厥冷（1）——治以四逆散（加味）

罗某，女，56 岁，退休工人。1999 年 5 月 25 日初诊。

病史：自述近 1 个月来经常手足发冷，外界气温已达 20℃以上，但自己还要戴手套、穿厚袜以保暖。某厂医介绍服用姜糖大枣汤（即：生姜 10g，大枣 15g，红糖 30g，每日 1 剂，煎汤服用）治疗多日，效果不佳而求治于中医。症见：手足不温伴有干咳阵作，腹中疼痛，大便泄泻，肛门坠胀不适。舌质淡红，苔白微腻，脉弦。

西医诊断：末梢循环不良（手足厥冷）。

中医辨证：阳郁气滞（病机乃阳气内郁，四肢失于温煦）。

治　　法：宣畅气机，透达郁阳。

方　　剂：四逆散加味。

处　　方：枳实 15g，白芍 15g，柴胡 10g，甘草 10g，党参 20g，炮附子 10g，淡干姜 10g，五味子 10g，薤白 10g。14 剂，每日 1 剂，连续水煎 3 次，每次取汁 150ml，混匀后分早、中、晚 3 次服完。

二诊（6 月 8 日）：上方服完后，四肢转温，诸症全消。

按：《伤寒论》第 318 条云："少阴病四逆，其人或咳，或悸，或小便不利，或腹中痛，或泄利下重，四逆散主之。"方后又云："……腹中痛者，加附子一枚，炮令坼；泄利下重者，先以水五升，煮薤白三升，去滓，以散三方寸匕内汤中，煮取一升半，分温再服。"该患者主证及病机与本条文所述基本相似，故以四逆散加味治之，疗效甚佳。

（原载于《中华临床与实用医学杂志》2007 年第 5 期）

（六）手足厥冷（2）——治以大承气汤合旋覆代赭汤（加减）

刘某，男，45 岁，小学教师。1992 年 6 月 14 日初诊。

病史：自述 3 周前因高热，咳嗽，胸痛，咯黄浓痰，西医诊为急性支气管炎，入院应用西药抗生素治疗而愈。近 2 周来出现手足冰凉较甚，每用热水浸洗后感舒服，但不久，手足冰凉依旧。曾请多名西医诊

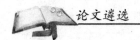
治，均不知所措。现经朋友介绍，求治于笔者。症见：四肢厥冷，伴全身亦有畏寒感。面红目赤，口苦口臭，喜凉饮。时有呃逆，腹部满痛拒按，大便干结，已9日不解。舌质红，苔灰黑而燥，脉沉伏。

西医诊断：1. 手足冷待诊；2. 便秘。

中医辨证：阳明腑实（病机乃有形邪热闭结于内，热深厥深）。

治　　法：通腑泄热。

方　　剂：大承气汤加味。

处　　方：厚朴15g，枳实15g，三棱15g，莪术15g，熟大黄15g，元明粉9g（分3次冲服），旋覆花10g（包煎），生代赭石20g，半夏15g，甘草10g。5剂，每日1剂，连续水煎3次，每次取汁150ml，混匀后分早、中、晚3次服完。

二诊（6月19日）：患者大便通畅如常，全身畏寒及四肢厥冷之症消失。

按：《温病条辨》中焦篇第6条云："阳明温病，面目俱赤，肢厥，甚则通体皆厥……不大便，七八日以外，小便赤，脉沉伏……胸腹满坚，甚则拒按，喜凉者，大承气汤主之。"该患者主证及病机与本条文所述基本相似，故以加味大气承汤下之，立见功效。

（原载于《中华临床与实用医学杂志》2007年第5期）

（七）手足厥冷（3）——治以三甲复脉汤（加味）

叶某，男，20岁，中学生。1994年8月20日会诊。

病史：患者母亲代诉，1个月前突发高热，昏迷，抽搐，体温达40℃，入本院急诊室。经血常规、脑脊液及CT等多项检查后，西医确诊为乙型脑炎。应用退热剂、输液及抗病毒等治疗后，神志渐清，抽搐消失。但仍有低热37.8~38.2℃，手足却冰冷，要求中医会诊，加用中药治疗。症见：两颧红赤，测体温为38℃，形体消瘦，精神萎靡，言语低微，食欲较差，心中澹澹大动，大便较干，小便黄赤。四肢厥冷，手指时有蠕动，牙齿干枯，舌质红绛，脉细数。

西医诊断：低热待诊。

中医辨证：真阴亏损（病机乃热邪深入下焦，肝肾阴伤，虚风内动，热深厥深）。

治　　法：滋阴熄风。

方　　剂：三甲复脉汤加味。

处　　方：西洋参 15g，炙甘草 15g，生地 20g，白芍 20g，麦冬 20g，生牡蛎 20g，生鳖甲 20g，生龟板 20g，火麻仁 15g，东阿胶 9g（烊冲），焦黄柏 12g，地骨皮 30g，生山楂 20g。10 剂，每日 1 剂，连续水煎 3 次，每次取汁 150ml，混匀后分早、中、晚 3 次服完。

二诊（8 月 31 日）：患者精神明显好转，心中澹澹大动、四肢厥冷及手指蠕动等症均消失。

按：《温病条辨》下焦篇第 14 条云："下焦温病，热深厥深，脉细促，心中澹澹大动，甚则心中痛，三甲复脉汤主之。"该患者主证及病机与本条文所述基本相似，故以加味三甲复脉汤治之，效若桴鼓。

（原载于《中华临床与实用医学杂志》2007 年第 5 期）

（八）失眠（1）——治以柴胡加龙骨牡蛎汤（加减）

金某，男，46 岁，中学教师。2008 年 4 月 5 日就诊。

病史：自述近 3 个月来为毕业班学生操劳过甚，经常彻夜难眠，靠西药舒乐安定帮助入眠。但近 1 个月来，服用此药效果日差，加重剂量亦无显效，精神十分苦恼，遂求治于中医。刻诊：精神萎靡，胸胁胀满，心烦易惊，彻夜不眠，口苦咽干，大便干结，小便黄赤，舌质红，苔黄，脉弦细数。

西医诊断：失眠。

中医辨证：少阳重症，胃热上扰，心神被劫。

治　　法：和解少阳，清泻胃热，镇心安神。

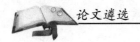
方　　剂：柴胡加龙骨牡蛎汤加减。

处　　方：太子参30g，柴胡10g，炒黄芩15g，清半夏15g，茯苓20g，生龙骨30g，生牡蛎30g，磁石30g，丹参30g，夜交藤30g，柏子仁20g，制大黄15g，大红枣15g。7剂，每日1剂，连续水煎3次，每次取汁150ml，混匀后分早、中、晚3次服完。第3次在晚间睡前30分钟服下。

二诊（4月12日）：胸满烦惊减轻，每晚能入睡3小时左右，大便变软。舌质淡红，苔薄白，脉弦细。此乃药已中病，宜守方再服。因大便变软，故上方去制大黄后再进7剂。

三诊（4月19日）：每晚能安眠5小时以上，胸满烦惊消失。精神食欲均好。宜守二诊方再服7剂，同时给予中成药柏子养心丸，嘱在汤剂服完后用该丸再巩固治疗2周。随访半年余，未见复发。

按：《伤寒论》第110条云："伤寒八九日，下之，胸满烦惊……柴胡加龙骨牡蛎汤主之。"其主要病机为少阳热邪内陷，胸满未除，复增烦惊。本例患者亦有"口苦咽干，胸胁胀满，心烦易惊"等症，两者病机较为相似，故用柴胡加龙骨牡蛎汤加减治之，效若桴鼓。

（原载于《世界中医药》2009年第12期增刊）

（九）失眠（2）——治以黄连阿胶汤合酸枣仁汤（加减）

张某，女，37岁，财务会计。2008年5月16日就诊。

病史：自述近2个月来因加班加点，工作繁忙，出现头晕目眩，咽干口燥，心悸盗汗，不能安眠。每夜只能睡1~2小时，其余时间均睁眼心烦，躁扰不安，非常苦恼。西医给服舒乐安定等安眠药治疗，初时效佳，不久效差。因自知肝功能不佳，故不敢久服和加量服用安眠药，经友人推荐，求治于中医。刻诊：神疲乏力，哈欠连连，心中烦热，不能安眠，同时伴有头目晕眩，咽干口燥，心悸盗汗，大便较干，小便短赤，舌质红绛，干燥少津，脉弦细数。

西医诊断：失眠。

中医辨证：肝肾阴虚，气血不足，虚热上扰，心神不安。

治　　法：滋养肝肾，益气补血，清热除烦，养心安神。

方　　剂：黄连阿胶汤合酸枣仁汤加减治之。

处　　方：炒黄连6g，炒黄芩15g，白芍15g，熟女贞子20g，阿胶12g（烊冲），酸枣仁20g，柏子仁20g，茯苓20g，五味子10g，知母15g，川芎12g，丹参30g，当归15g，生黄芪30g，太子参20g，甘草10g。7剂，每日1剂，连续水煎3次，每次取汁150ml，混匀后分早、中、晚3次服完。第3次在夜间睡前30分钟服下。

二诊（5月23日）：神疲乏力有改善，头目眩晕、咽干口燥等症状均有好转。晚间已能安睡3小时，心情较愉快，要求续服上述中药治疗。遵循原方再进7剂。

三诊（5月30日）：患者喜告，夜间已能安眠6～7小时，精神大有好转，头目眩晕、咽干口燥、心悸盗汗等症基本消失，唯大便变软。舌质淡红，苔薄白，脉弦缓。遂以原方去炒黄芩再服7剂，同时给予中成药天王补心丸，嘱在汤剂服完后用该丸再巩固治疗2周。随访半年多，未见复发。

按：《伤寒论》第303条云："少阴病，得之二三日以上，心中烦，不得卧，黄连阿胶汤主之。"《金匮要略》云："虚劳虚烦不得眠，酸枣仁汤主之。"上述二条文之病机均为阴血不足，虚热内扰。本例患者亦有"心中烦热，不得安卧"及"头目眩晕，神疲乏力，咽干口燥，心悸盗汗，虚烦不得眠"之症，其病机与上述二条文之病机相似，故用黄连阿胶汤加减治之，可谓方证合拍，药病相应，疗效岂能不佳哉！

（原载于《世界中医药》2009年第12期增刊）

（十）失眠（3）——治以干姜附子汤合桂枝甘草龙骨牡蛎汤（加味）

李某，男，45岁。2008年10月8日就诊。

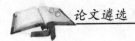

病史：自述近一个多月来特别怕冷，日夜烦躁不安，不能入眠，晚间汗出较甚，湿透衣被，精神十分痛苦。今日上午，求治于某西医，该医指点他找中医治疗较合适，故向笔者登门求医。刻诊：面色苍白，精神萎靡，形寒肢冷，腰膝酸软，整日心烦意乱，不能静心工作，至晚上仍然烦躁不得眠，汗出如浸水，饮食不思，大便稀软。舌质淡，苔白，脉微细。

西医诊断：失眠。

中医辨证：阳虚阴盛，心神不安。

治　　法：温阳散寒，镇心安神。

方　　剂：干姜附子汤合桂枝甘草龙骨牡蛎汤加味。

处　　方：淡干姜10g，炮附子20g，桂枝10g，炙甘草10g，生龙骨30g，生牡蛎30g，生黄芪30g，白术15g，白芍15g，生姜3片，大枣15g。7剂，每日1剂，连续水煎3次，每次取汁150ml，混匀后分早、中、晚3次服完，第三次在晚间睡前30min服下。

二诊（10月15日）：自觉畏寒肢冷、烦躁不安明显好转，汗出大减，晚间睡眠尚好，但易醒。大便基本成形，心情很愉快，要求再服中药治疗。遂守上方再服7剂。

三诊（10月22日）：患者自觉身心基本康复，能开始正常生活和工作。舌质淡红，苔白，脉和缓。继服原方7剂，同时给予中药右归丸，嘱在汤剂服完后用该丸再巩固治疗2周。

随访半年多，未见复发。

按：《伤寒论》第61条云："下之后，复发汗，昼日烦躁不得眠，夜而安静，不呕，不渴，无表证，脉沉微，身无大热者，干姜附子汤主之。"《伤寒论》第118条云："火逆下之，因烧针烦躁者，桂枝甘草龙骨牡蛎汤主之。"上述二条文之病机均属阳虚烦躁，本例患者亦属阳气虚弱导致烦躁不得眠，故以干姜附子汤合桂枝甘草龙骨牡蛎汤，再加白芍、生姜、大枣、黄芪、白术治之。方中加白芍、生姜、大枣者，寓桂枝汤之意，乃和营止汗；加黄芪、白术者，乃加强固表止汗之力。由于方证合拍，故疗效如神。

（原载于《世界中医药》2009 年第 12 期增刊）

（十一）失眠（4）——治以百合地黄汤合酸枣仁汤、知柏地黄汤（加味）

朱某，女，43 岁，教师。2014 年 10 月 7 日初诊。

病史：自述近一个月来感觉全身不适，精神恍惚，彻夜难眠。因惧怕西药副作用，故来中医科求治。刻诊：精神不振，全身不适，难以言状，想睡又难以入睡，食欲好又不想进食，身上好像怕冷又不发冷，好像有热又不发热。腰膝酸软，时有汗出，口苦尿赤，大便略干，舌质干红，苔少，脉弦细数。

西医诊断：失眠（神经官能症）。

中医辨证：心肾阴虚。

治　　法：滋阴清热，宁心安神。

方　　剂：百合地黄汤合酸枣仁汤、知柏地黄汤加味。

处　　方：百合 20g，生地 30g，酸枣仁 20g，知母 15g，川芎 15g，黄柏 15g，茯苓 20g，泽泻 15g，丹皮 15g，山药 20g，山茱萸 15g，太子参 30g，麦冬 20g，五味子 10，杜仲 15g，牛膝 15g，桑寄生 20g，甘草 10g。14 剂，每日 1 剂，连续水煎 3 次，每次取汁 150ml，混匀后分早、中、晚 3 次服完。忌食辛辣燥热食品。

二诊（10 月 21 日）：精神爽朗，盛赞效佳。初诊时表现的似冷似热、欲食不食、欲卧难眠、腰膝酸软、口苦尿赤等症均已消失，大便通畅色黑。现晚间能安眠 5 小时以上。示证治正确，为巩固疗效，再予上方 14 剂。

随访 3 个月，未见复发。

按：《金匮要略》云："百合病者，百脉一宗，悉致其病也。意欲

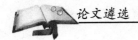
食复不能食，常默默，欲卧不能卧，欲行不能行，饮食或有美时，或有不用闻食臭时，如寒无寒，如热无热，口苦，小便赤，诸药不能治，得药则剧吐利，如有神灵者，身形如和，其脉微数。"又云："百合病不经吐下发汗，病形如初者，百合地黄汤主之。"本例患者之病机及症状表现与百合病甚为相似，乃形神俱病。故以百合地黄汤合知柏地黄汤滋阴清热，酸枣仁汤宁心安神，方中加杜仲、牛膝、桑寄生以解腰膝酸软，加太子参、麦冬、五味子以益气敛阴止汗。由于方证合拍，故有良效。

（十二）失眠（5）——治以栀子豉汤合酸枣仁汤（加减）

罗某，女，47岁，家庭妇女。2013年5月11日初诊。

病史：自述近一个月来因与邻居纠纷，发生严重失眠，异常痛苦而求治于中医。刻诊：心中烦热，躁扰不安，晚间在床上翻来覆去不能入睡，经常彻夜难眠。伴神疲乏力，头目眩晕，口苦咽干，盗汗较多。小便较黄，大便略干，舌质红，苔少，脉弦细数。心电图示：窦性心动过速。测血压、血糖、血脂等均在正常范围。

西医诊断：失眠。

中医辨证：心经郁热，肝血不足。

治　　法：清心除烦，养血安神。

方　　剂：栀子豉汤合酸枣仁汤加减。

处　　方：栀子15g，淡豆豉10g，酸枣仁30g，茯苓20g，知母15g，当归15g，白芍15g，生地20g，枸杞子15g，太子参30g，麦冬20g，五味子10g，龙眼肉15g，木香15g，甘草10g。14剂，每日1剂，连续水煎3次，每次取汁150ml，混匀后分早、中、晚3次服完。忌辛辣燥热食品，建议走亲访友，旅游观赏，调养心神。

二诊（5月25日）：心中烦热、口苦咽干消失大半，夜间能安睡4~5小时。仍有少许乏力、眩晕、盗汗。此为方药有效，守上方再进

14 剂。

三诊（6 月 8 日）：心情舒畅，夜间能安睡 6 小时以上，余症均消失。舌质淡红，苔薄白，脉缓。为巩固疗效，自购中成药酸枣仁丸服用 2 周而收功。

随访半年余，未见复发。

按：《伤寒论》第 76 条云："发汗吐下后，虚烦不得眠，若剧者，必反复懊恼，栀子豉汤主之。"《金匮要略》云："虚劳虚烦不得眠，酸枣仁汤主之。"前条文之病机为"热扰胸膈"或谓"心经郁热"而失眠；后条文之病机为"肝血不足，虚热内扰"而失眠。本例患者之失眠及症状表现，其病机与上述二条文之病机相似，故用栀子豉汤合酸枣仁汤加减治之收效。

（十三）顽固性呃逆——治以半夏泻心汤合旋覆代赭汤、吴茱萸汤（加减）

孙某，女，35 岁，超市营业员。2010 年 6 月 13 日初诊。

病史：自述三个月前一次旅游途中，喝了几口凉矿泉水后就开始不断呃逆，曾到上海多家医院就医，做过 CT、MRI、胃镜、B 超及血生化、免疫、同位素等多种检查，除有"慢性浅表性胃炎"和"胆囊壁毛糙"外，未见其他异常。诊断有"慢性浅表性胃炎""慢性胆囊炎""神经官能症"和"抑郁症"等。于是进行打针、吃药、针灸、按摩和理疗等多种办法综合治疗，有时呃逆稍有好转，但不久即如故。至今仍天天频发呃逆，仅在说话和进食时呃逆暂停，影响正常工作和休息，苦不堪言。经友人介绍，在其夫陪同下求治于笔者。刻诊：患者呃呃连声，不能自止。呃声时高时低，间歇短暂。伴神疲乏力，悲伤欲哭，胸脘痞闷，嗳气嘈杂，偶有恶心呕吐，腹部发胀，大便稀软，舌质淡，尖边稍红，苔腻微黄，脉滑细数。

西医诊断：膈肌痉挛。

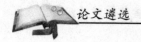
中医辨证：中焦寒热错杂，胃气上逆。

治　　法：平调寒热，降逆止呕。

方　　剂：半夏泻心汤合旋覆代赭汤、吴茱萸汤加减。

处　　方：半夏20g，黄芩15g，干姜10g，党参30g，甘草15g，黄连3g，大枣20g，代赭石20g，旋覆花10g（包煎），吴茱萸6g，淮小麦30g，苏叶10g，陈皮10g，竹茹10g，公丁香10g，柿蒂15g，香附15g，大腹皮15g。7剂，每日1剂，连续水煎3次，每次取汁150ml，混匀后分早、中、晚3次服完。

二诊（6月20日）：精神较愉快，诉呃逆大减，每日仅发作2~3次，每次持续时间3~5分钟即止。胸脘痞闷、嗳气嘈杂、腹部发胀等症基本消失。已恢复上班。示方药有效，守原方再服7剂。

三诊（6月27日）：喜述呃逆已止，诸症全消，诚为感激。再予原方7剂，巩固疗效。

随访半年余，未见再发。

按：《伤寒论》之半夏泻心汤主治中焦寒热互结之心下痞，但满而不痛，或呕吐，肠鸣下利等症。旋覆代赭汤主治胃气虚弱、痰浊内阻之心下痞硬，噫气不除，或反胃呃逆等症。吴茱萸汤主治胃中虚寒之食谷欲呕等症。笔者所治病例之证候与上述三方主治之证候相似，基本病机相同，故以三方合而治之。方中加陈皮、竹茹者，合党参、甘草、大枣等，乃《金匮要略》之橘皮竹茹汤也，取其能降逆止呕，益气清热；加公丁香、柿蒂，合党参等，乃《症因脉治》之丁香柿蒂汤也，取其能温中益气，降逆止呕；加淮小麦，合甘草、大枣者，乃《金匮要略》之甘麦大枣汤也，取其能养心安神、和中缓急而解悲伤欲哭状；加苏叶除胸闷呕恶；加香附治胸闷胁痛；加大腹皮疗脘腹胀闷。如此针对病机，多方相加，群药合用，疗效甚佳。

（原载于《世界中医药》2013年第4期）

（十四）急性胃肠炎（1）——治以附子粳米汤合理中汤（加味）

刘某，男，38岁，建筑工人。2010年7月15日初诊。

病史：自述于一周前在某工地施工时，因天气炎热，连吃三根冰棍和一碗冰镇绿豆汤，不久即发生剧烈腹痛、泄泻，伴恶心呕吐，即送当地某医院急诊就医，查血、尿、粪常规未见明显异常，拟诊为"急性胃肠炎"。给予静脉补液，肌注阿托品及口服黄连素等西药治疗5日，症状好转，但仍不时有恶心感，腹痛，泄泻日3~4次，遂请中医会诊。刻诊：精神萎靡，畏寒肢冷，胸胁胀闷，不时泛恶，食欲不振，腹中冷甚，阵发肠鸣腹痛，大便溏泄，舌质淡，苔白滑，脉弦细。

西医诊断：急性胃肠炎。

中医辨证：脾胃虚寒。

治　　法：温中散寒。

方　　剂：附子粳米汤合理中丸加味。

处　　方：炮附子30g（先煎1小时），姜半夏20g，炙甘草10g，大枣15g，粳米30g，红参10g，党参30g，干姜20g，白术20g，乌药15g，木香15g。7剂，每日1剂，连续水煎3次，每次取汁150ml，混匀后分早、中、晚3次服完。嘱：忌食寒冷肥腻食品。

二诊（7月22日）：精神好转，胸胁胀闷、恶心、肠鸣腹痛均消失。四肢仍欠温，腹中仍有冷感，大便未成形。示方药有效，守原方续服7剂。

三诊（7月29日）：四肢转温，腹冷消失，大便成形。唯睡眠欠佳。舌质淡红，苔薄白，脉缓。守原方加酸枣仁20g，再服7剂。

四诊（8月5日）：喜述精神、食欲、睡眠均好。遂予中成药附子理中丸一周量以巩固疗效。

随访半年余，未见再发。

按：《金匮要略》之附子粳米汤主治"腹中寒气，肠鸣切痛，胸胁

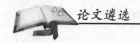
逆满，呕吐"之症，其病机为脾胃虚寒，水湿内停；《伤寒论》之理中丸，主治"霍乱……寒多不用水者"之症，其方后又云"腹中痛者，加人参足前成四两半，寒者加干姜足前成四两半"。可知其病机为脾胃虚寒，运化失职。二条文证候之基本病机均为脾胃虚寒。笔者所治病例，其证候表现与上述二条文之证候合并后相似，基本病机相同。故以二方合之主治，以增强疗效。方中加乌药是用其舒畅胸腹气滞以顺气止痛，散寒温肾；加木香用其行气止痛。由于方证合拍，故收效甚佳。在此一提的是，对附子粳米汤，不要囿于十八反"半蒌贝蔹及攻乌"而不敢用之，古人以"有是证，用是药"为准则也！

（原载于《中国中医药报》2013 年 3 月 19 日）

（十五）急性胃肠炎（2）——治以通脉四逆汤（加味）

柳某，女，52 岁，村委会干部。1999 年 4 月 14 日初诊。

病史：自述 3 日前因腹部受凉出现腹痛，日夜泄泻 10 余次，自服黄连素后，泄泻次数略减，但腹痛仍显，且出现发热，手足冰凉，干呕阵作，故求治于中医。症见：精神萎靡，呻吟不止，面色浮红娇艳，测体温 38.8℃，身反不恶寒，但口鼻气冷，腹中绵绵作痛。泄下物清稀，冷腥气较浓，夹有不消化食物。手足发冷较甚，胸腹部初按轻按有热感，久按重按则觉冷，舌质淡嫩，舌尖微赤，苔灰腻水滑，脉微细如丝发。血、尿、粪三大常规未见明显异常。

西医诊断：急性胃肠炎。

中医辨证：阳虚阴盛，格阳于外（病机乃阴盛阳衰，虚阳浮越于外、于上）。

治　　法：破阴回阳，通达内外。

方　　剂：通脉四逆汤加味。

处　　方：红参 10g，炮附子 20g，淡干姜 10g，炒白芍 30g，炒白术 15g，炒苍术 15g，姜半夏 15g，木香 15g，茯苓 20g，甘草 10g，葱白

9根。每日1剂，连续水煎3次，每次取汁150ml，混匀后分早、中、晚3次服完。

二诊（4月19日）：患者精神较好，手足转温，干呕、泄泻止，体温降至正常。为巩固疗效，给服附子理中丸治疗1周。

按：《伤寒论》第317条曰："少阴病，下利清谷，里寒外热，手足厥逆，脉微欲绝，身反不恶寒，其人面色赤，或腹痛，或干呕，或咽痛，或利止脉不出者，通脉四逆汤主之。"该患者之证候表现及病机与本条文所述甚为相似，故用加味通脉四逆汤治之，效若桴鼓。

（原载于《实用中医药杂志》1994年第1期）

（十六）慢性胃炎合并复发性口腔溃疡（1）——治以半夏泻心汤合旋覆代赭汤、吴茱萸汤、理中汤（加减）

何某，女，44岁。2014年7月16日初诊。

病史：自述近三个月来口疮反复发作，同时伴胃脘隐痛。曾慕名在本市某中医院服用中药汤剂治疗两个多月，无明显疗效，故改投本中心诊治。刻诊：口腔内右侧颊部、上唇内黏膜及舌下各有一处米粒大溃疡，自觉灼热疼痛，进食时疼痛尤甚。伴胃脘隐痛，喜温喜按。时有恶心欲呕、嗳气、反酸。自觉吃姜、枣等温热性食物时，胃脘即舒服，但口疮灼热疼痛加重；吃西瓜、梨等寒凉性食物时，口疮灼热疼痛减轻，但胃脘痛加重。发病以来，感神疲乏力，腰膝酸痛，夜卧不安，大便溏薄。舌质淡，边有齿印，舌尖微红，苔黄白相兼，脉弦细。胃镜示：慢性浅表性胃炎。

西医诊断：1. 复发性口腔溃疡；2. 慢性浅表性胃炎。

中医辨证：胃热脾寒。

治　　法：清胃温脾。

方　　剂：半夏泻心汤合旋覆代赭汤、吴茱萸汤、理中丸加减。

处　　方：党参20g，黄芪20g，白术15g，陈皮10g，茯苓20g，

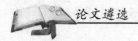
半夏 15g，吴茱萸 6g，黄连 6g（药房缺货，以生山栀 9g 代之），黄芩 12g，干姜 10g，代赭石 15g，旋覆花 10g（包煎），煅瓦楞子 30g，杜仲 15g，桑寄生 20g，炙甘草 10g，大枣 15g，秫米 30g（包煎）。7 剂，每日 1 剂，清水浸泡 1 小时后，连续水煎 3 次，每次取汁 150ml，混匀后分早、中、晚餐后半小时温服。

二诊（7 月 23 日）：口疮明显好转，进食时疼痛已不显。胃脘隐痛及恶心欲呕、嗳气、反酸均消失。神疲乏力、腰膝酸痛也明显好转，睡眠有改善，大便成形。唯后颈有少许"僵硬"感。舌质淡红，苔薄白，脉缓。示上方有效，宜守原方，加葛根 30g，再服 7 剂。

三诊（7 月 30 日）：口疮痊愈，胃脘舒适，睡眠较好。神疲乏力、腰膝酸痛、后颈"僵硬"等症均消失，患者十分欣喜。为巩固疗效，予二诊方再服 7 剂。

按：日常临证中，如同本例一样，患者同时患口疮及胃脘痛者并不少见。口疮灼热疼痛属胃实热证，胃脘痛喜温喜按属脾虚寒证，恶心欲呕、大便溏薄属脾胃升降失常。可谓寒热错杂、虚实互现、升降失常之复杂证。治当寒热并用、辛苦并进、补泻兼施同时并举。笔者常选用《伤寒论》半夏泻心汤、旋覆代赭汤、吴茱萸汤、理中丸四方合成于一方，共奏清胃温脾、降逆止呕之功效。方中加秫米，乃与半夏成半夏秫米汤，取其和胃安神；加煅瓦楞子，用以制酸止痛；加杜仲、桑寄生，以治腰膝酸痛；加葛根，以解颈项"僵硬"。由于方证合拍，药病相应，故有桴鼓之效。

（十七）慢性胃炎合并复发性口腔溃疡（2）——治以栀子干姜汤合半夏泻心汤、左金丸（加减）

张某，女，52 岁。2014 年 6 月 13 日初诊。

病史：自述近三个月来口腔溃疡反复发作，疼痛难忍，同时伴胃脘隐痛，大便稀溏。曾在本市某中医门诊部服用中药汤剂治疗两个多月，未能治愈，故来本院求治。刻诊：口腔内颊部、牙龈、唇内黏膜、舌边及舌下等多处溃疡，进食时疼痛较剧，伴胃脘隐痛，喜温喜按，大便稀溏。自觉进寒凉性食物和药物后口腔内溃疡疼痛会减轻，但胃脘痛较甚，大便呈稀水样；进食温热性食物和药物后胃脘痛明显好转，大便不再稀溏，但口腔溃疡疼痛加剧，流涎不止。发病以来，饮食困难，凉也不适，热也不适，甚是痛苦。视舌尖边较红，苔黄白相兼，脉弦细。胃镜示：慢性浅表性胃炎。

西医诊断：1. 复发性口腔溃疡；2. 慢性浅表性胃炎。

中医辨证：上热中寒（胃热脾寒）。

治　　法：清上温中（清胃温脾）。

方　　剂：栀子干姜汤合左金丸、半夏泻心汤加减。

处　　方：生山栀 10g，干姜 10g，黄连 6g，吴茱萸 6g，党参 20g，白术 15g，半夏 15g，山药 20g，茯苓 20g，木香 15g，香附 15g，高良姜 15g，补骨脂 15g，蒲公英 30g，白及 10g，甘草 10g，大枣 15g。7 剂，每日 1 剂，清水浸泡 1 小时后，连续煎煮 3 次，每次取汁 150ml，混匀后分早、中、晚 3 次，饭后半小时温服。

二诊（6 月 20 日）：自觉口腔溃疡明显好转，疼痛大减，胃脘已不痛，大便软。舌质淡红，脉缓。示上方有效，宜守方再服 7 剂。

三诊（6 月 27 日）：口腔溃疡痊愈，进食如常，胃脘痛消失，大便成形。患者兴奋异常，感激之情溢于言表。再服 7 剂巩固疗效。

按：该患者反复发作性口腔溃疡，剧烈疼痛，进食寒凉药、食即减轻，此属热证表现；其胃脘痛、大便稀溏之症，在进食温热药、食后即好转，此为寒证表现。乃寒热错杂证无疑。综合辨之，证属上焦有热，中焦有寒之上热中寒证，依脏腑归属，乃胃热脾寒证。之所以将本例之口腔溃疡归于胃热，是根据足阳明胃经经过口腔也。故治法采取清上温中（或清胃温脾）甚为合适。据笔者经验判断，本例热证与寒证之表现程度大致相当，故组方用药时，寒凉药与温热药的比例也大致相同。

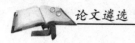
《伤寒论》栀子干姜汤是治疗上热中寒证之代表方，故治疗本例时可以采用，且栀子与干姜的比例相等；《丹溪心法》之左金丸中黄连与吴茱萸的比例为6∶1，是用其清肝泻火，今笔者将二者的比例改为等量，以适应寒热同等程度之本例上热中寒（胃热脾寒）证；《伤寒论》半夏泻心汤是治疗胃肠病寒热错杂证的代表方。将上述三方适当加减后即成为治疗本例的理想方剂。最后，良好的临床疗效证明，该方剂的药物组成完全符合本例寒热错杂之病机。

（十八）慢性胃炎伴胃下垂致顽固性腹胀——治以附子理中汤合黄芪建中汤、半夏泻心汤、吴茱萸汤（加减）

汪某，女，66岁。2014年8月13日初诊。

病史：自述患糖尿病、高血压病、冠心病十余年，近二年来出现神疲乏力，胃腹饱胀难受。已服中、西药治疗一年余，症状仍时轻时重，疗效不佳，故求治于本中心。刻诊：面色萎黄，神疲乏力，胃脘痞闷，食后胃腹饱胀较甚，得矢气后稍缓解。时有口干，但不欲饮，大便较湿，舌质淡，边有深紫色瘀点，苔白微腻，脉弦细。胃镜示：慢性萎缩性胃炎；胃肠钡餐检查示：胃下垂。测血压140/80mmHg（服降压药后）；空腹血糖7.8mmol/L（应用胰岛素后）；心电图示：心肌缺血。

西医诊断：1. 慢性萎缩性胃炎伴胃下垂；2. 高血压病；3. 2型糖尿病；4. 冠心病。

中医辨证：脾肾阳衰，虚寒内生，胃肠气滞，瘀血阻络。

治　　法：健脾益气，温肾祛寒，行气消胀，活血化瘀。

方　　剂：附子理中丸合黄芪建中汤、半夏泻心汤、吴茱萸汤加减。

处　　方：生黄芪30g，党参20g，炮附子3g，白术15g，茯苓20g，山药20g，半夏12g，黄连3g，吴茱萸6g，干姜10g，木香15g，香附15g，枳实15g，厚朴15g，补骨脂15g，石斛30g，炙甘草10g，大枣 15g。7 剂，每日 1 剂，清水浸泡 1 小时后连续煎煮 3 次，每次取汁 150ml，混匀后分早、中、晚餐后半小时温服。续用西药治疗糖尿病、高血压、冠心病。中、西药服用时间间隔 1 小时以上，不可用中药汤助服西药，以免发生不良反应。

二诊（8 月 20 日）：乏力稍有好转，矢气较多，胃肠胀闷略减，大便仍湿。示上方有效，宜守方，炮附子加至 6g，吴茱萸加至 9g，枳实、厚朴各加至 30g，7 剂。

三诊（8 月 27 日）：乏力仍有，胃腹胀闷进一步减轻，口微干，大便软，舌质淡红，苔薄白，脉缓。守二诊方，黄芪加至 50g，14 剂。

四诊（9 月 10 日）：乏力已不太明显，胃腹胀闷大减，偶有胀重，口干消失，大便基本成形。宜守三诊方，再加大腹皮 30g，14 剂。

五诊（9 月 24 日）：精神体力较好，胃腹胀闷消失，大便成形。舌质淡红，瘀点明显变淡，苔薄白，脉缓。示顽固性腹胀近期治愈，守四诊方再服 7 剂，巩固疗效。

按：患者患有多种慢性病，故久病必虚，久病必瘀，病机为本虚标实。本虚者，表现为脾肾阳衰，虚寒内生；标实者，表现为胃肠气滞，瘀血阻络。方用黄芪、党参、白术、茯苓、山药、炙甘草、大枣为健脾益气也；炮附子、干姜、吴茱萸、补骨脂为温肾（阳）祛寒也；木香、香附、枳实、厚朴、大腹皮为行气消胀也；川芎、当归为活血化瘀也；石斛用其生津以解由于阳虚造成津不上承之口干；半夏用其消痞散结以除胃脘痞闷；少量黄连作反佐，用其苦寒之性监制炮附子、干姜之燥热。诸药合用，共奏健脾益气、温肾祛寒、行气消胀、活血化瘀之功。方中重用枳实、厚朴、大腹皮达 30g，乃量重力宏也；又据现代中药药理研究证实，其有兴奋胃肠作用，使胃肠蠕动加强，平滑肌收缩增强，有利于改善胃下垂及其所致胃腹胀满症状。需要注意的是，如果患者有胃肠活动性溃疡或既往有此病史者，应用超大剂量枳实、厚朴、大腹皮等理气药必须谨慎，如需应用，要加入止血类药物（三七、白及等），

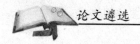
否则，有可能引起溃疡病复发、出血。本例由于方证合拍，用药精当，故有良好疗效。

（十九）慢性萎缩性胃炎重度肠化并胃小弯溃疡——治以半夏泻心汤合大黄黄连泻心汤（加减）

于某某，男，57 岁。1995 年 9 月 15 日初诊。

病史：自述患胃病二十余年，近二年来上腹部胀痛加重，体重减轻，精神不佳，影响正常工作。于 1995 年 7 月底，曾在本市某医院做胃镜及胃黏膜活体组织病理学检查，诊断为"慢性萎缩性胃炎，重度肠腺化生，胃小弯溃疡"。同时检测幽门螺杆菌阳性。给服洛赛克、得乐、阿莫西林等治疗 1 个月，自觉疗效不显，上腹部胀痛益甚，夜不能眠，故改投中医，求治于笔者。刻诊：精神不振，上腹饱胀，疼痛较甚，间有刺痛，食欲减退，全身乏力，时有嗳气恶心，口干口臭严重，大便干结，舌质红，苔黄厚腻，脉弦细数。

西医诊断：1. 慢性萎缩性胃炎；2. 胃小弯溃疡。

中医辨证：脾胃气虚，湿热中阻，大肠热积。

治　　法：健脾益气，清热燥湿，攻积通腑。

处　　方：生黄芪 20g，党参 20g，炒川连 6g，炒黄芩 15g，制半夏 15g，生薏苡仁 15g，木香 15g，香附 15g，荔枝核 15g，枳实 15g，厚朴 15g，熟大黄 15g，桃仁 15g，鸡内金 15g，蒲公英 20g，石斛 20g，云南白药 1.5g（分次冲服）。14 剂，每日 1 剂，连续水煎 3 次，每次取汁 150ml，混匀后分早、中、晚 3 次服完。嘱：忌烟、酒及辛辣燥热食品，停服西药。

二诊（9 月 30 日）：上腹部胀痛略减，食欲稍有好转，但仍觉乏力，心中烦热较显，大便干结难解，舌质红，苔黄厚腻未变。此为中焦湿热胶结难化，大肠积热顽固难攻，宜重剂投入。处方：生黄芪 30g，党参 30g，炒川连 10g，炒黄芩 15g，炒黄柏 15g，生山栀 15g，木香

15g，香附 15g，荔枝核 15g，三棱 30g，莪术 30g，生薏苡仁 30g，蒲公英 30g，炒莱菔子 30g，连翘 30g，泽泻 20g，熟大黄 20g，桃仁 15g，石斛 30g，云南白药 1.5g（分冲）。14 剂。

三诊（10 月 15 日）：上腹部胀痛明显减轻，乏力好转，食欲改善，但口苦口臭仍显，大便仍较干燥，舌苔黄厚腻稍有消退，此为中焦湿热及大肠热积初受触动，仍需加大燥湿清热及攻积通下力度。处方：以 9 月 30 日方加龙胆草 15g，北沙参 30g，炒苍术重用至 30g，熟大黄重用至 30g。14 剂。

四诊（10 月 30 日）：上腹部胀痛基本消失，食欲增进，口苦口臭大减，大便排出较易，舌苔消退明显，已成薄黄腻苔，自觉精神较爽。此为中焦湿热渐退，大肠腑气渐通。方药切中病机，宜守方再服 14 剂。

五诊（11 月 14 日）：上腹部胀痛消失，精神食欲较好，口苦口臭已不显，大便已正常。舌质淡红，苔薄白，脉缓。此为病证向愈，尚需继续治疗，以巩固疗效，但药物剂量宜减。处方：生黄芪 15g，党参 15g，炒苍术 15g，炒川连 10g，炒黄芩 15g，炒黄柏 15g，木香 15g，香附 15g，荔枝核 15g，三棱 15g，莪术 15g，蒲公英 20g，连翘 20g，生薏苡仁 20g，炒莱菔子 15g，熟大黄 15g，石斛 20g，泽泻 15g，云南白药 1.5g（分冲）。嘱患者按此方在家续服 3 个月后，来本院进行胃镜复查。

六诊（1996 年 2 月 21 日）：自觉一切正常，即做胃镜及胃黏膜病理学活检复查，结果为胃小弯溃疡已愈合，胃黏膜肠腺化生已消失，幽门螺杆菌转阴。

按：目前，多数学者认为，慢性萎缩性胃炎的中重度肠腺化生属于胃的癌前期病变。故治疗肠腺化生，对预防胃癌具有十分重要的意义。现代医药治疗肠腺化生尚无有效药物和疗法。但中医辨证论治能使肠腺化生逆转。这为广大患有慢性萎缩性胃炎肠腺化生者，防止癌变带来了福音。本例患者病情较重，既有慢性萎缩性胃炎，重度肠腺化生，又合并有胃小弯溃疡，且检测幽门螺杆菌阳性。由于西医疗效不佳而改投中

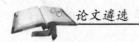
医。在中药治疗过程中，亦颇不易。先是应用常规中药剂量无明显疗效，故改以重剂而取效，而后再以常规剂量巩固疗效。治疗历时5个多月，终使胃小弯溃疡愈合，重度肠腺化生消失，幽门螺杆菌转阴。有必要一提的是，对于湿邪较甚、舌苔厚腻之病证，无论寒湿、湿热，如用苍术常规剂量无效时，可将其重用至30~50g，每见佳效。此乃笔者数十年治疗顽固湿证之心得。本例患者即因中焦湿热胶结，舌苔黄厚腻难退，故将苍术重用至30g而见效。实践所见，重用苍术后，除少数患者有多汗、口干现象外，余未见明显毒副反应。对于多汗现象，只需在配方时伍用如五味子、瘪桃干等1~2味常规剂量的收涩药即可减轻或消除。对口干者，方中加用无滋腻之弊的养阴生津药如石斛、沙参等，亦多可改善或消失。

（原载于《实用中医药杂志》1997年第1期）

（二十）慢性萎缩性胃窦炎重度肠化——治以附子理中汤合半夏泻心汤、丁香柿蒂汤（加减）

顾某，男，59岁。2012年6月25日初诊。

病史：自述患胃病二十余年，上腹部常饱胀，时有嗳气反酸，食欲减退。常服用西药得乐、吗丁啉、阿莫西林、奥美拉唑等治疗，能缓解症状，但时常反复，近年来已疗效不佳。1年前，即2011年5月9日，在本市某三甲医院消化疾病研究所首次做胃镜及病理检查，诊断为"慢性萎缩性胃窦炎"（慢性炎症+++，萎缩+），但时隔1年后，即2012年6月18日，在该所第二次做胃镜及病理检查时即诊断为"间质嗜酸性粒细胞集簇性增生（>20个/HF）"（慢性炎症+++，萎缩++++，肠化+++），示病变在发展、病情在加重。遂经友人介绍，求治于中医。刻诊：精神萎靡，形体消瘦，上腹痞闷，食后饱胀，时有恶心欲呕，嗳气反酸，食欲不振，大便溏薄，尤感腹部畏寒，常用暖宝宝热敷。舌质淡胖，边有齿印，苔灰白厚腻，脉滑细。

西医诊断：慢性萎缩性胃窦炎。

中医辨证：脾胃虚寒。

治　　法：温中散寒。

方　　剂：附子理中丸合半夏泻心汤加减。

处　　方：炮附子20g，党参30g，苍术15g，白术15g，陈皮10g，姜半夏15g，吴茱萸9g，黄连3g，干姜10g，厚朴15g，茯苓20g，鸡内金15g，炙甘草10g，大枣15g，乌贼骨30g，公丁香12g，柿蒂10g。14剂，每日1剂，连续水煎3次，每次取汁150ml，混匀后分早、中、晚3次饭后服。嘱：忌寒凉肥腻食品，戒烟酒，注意身体保暖。停服所有西药。

二诊（7月9日）：上腹饱胀、恶心欲呕、嗳气反酸症状略减，食欲稍有改善，大便仍溏薄，腹部仍畏寒，舌苔仍灰白厚腻，脉滑细。此为药效初显，示剂量不足，宜加重药量。守上方，苍术、白术、厚朴、干姜均加至30g。14剂。

三诊（7月23日）：上腹饱胀大减，恶心欲呕基本消失，嗳气反酸仍有少许。食欲稍增加。腹部稍有畏寒，大便湿软，舌苔微白腻，脉缓。此药已中病，宜守二诊方，加补骨脂15g，肉豆蔻10g、五味子10g。14剂。

四诊（8月6日）：上腹饱胀少许，恶心欲呕、嗳气反酸、腹部畏寒均消失，食欲较好，大便仍湿，舌苔薄白，脉缓。宜守三诊方，补骨脂加至30g，再加炮姜30g。14剂。

五诊（8月20日）：上腹已无饱胀感，大便基本成形，舌质淡红，苔薄白，脉缓。为巩固疗效，守四诊方，14剂。

六诊（9月3日）：自述感觉很好，欲停服中药。但据临床经验考虑，患者目前仅是自觉症状消失，胃黏膜的病理改变较为缓慢，故嘱其不能停服中药，改用下方在家维持服用。炮附子10g，党参20g，苍术15g，白术15g，陈皮10g，半夏15g，茯苓15g，吴茱萸6g，黄连3g，

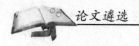
干姜 10g，补骨脂 15g，山药 15g，厚朴 15g，炙甘草 10g，大枣 15g。

七诊（2013 年 1 月 17 日）：第三次胃镜及病理检查，诊断为"慢性萎缩性胃窦炎"（慢性炎症＋＋＋，萎缩＋，肠化＋），示胃黏膜病理改变已明显好转。嘱继续服用六诊维持方。

八诊（2013 年 11 月 19 日）：第四次胃镜及病理检查，诊断为"慢性萎缩性胃窦炎"（慢性炎症＋＋＋，萎缩＋，肠化＋），示胃黏膜病理改变保持在 1 月 17 日检查结果。嘱继续服用六诊维持方，因患者口微干，故减去炮附子。

九诊（2015 年 1 月 27 日）：第五次胃镜及病理检查，诊断为"慢性萎缩性胃窦炎"（慢性炎症＋，萎缩＋，无肠化），示胃黏膜病理改变之肠化已逆转（消失）。若继续服用中药一段时间，则"慢性炎症＋"及"萎缩＋"将会全部消失，达到病理上的彻底治愈。患者信心十足，表示再坚持服用中药治疗，直至胃镜及病理检查证实达到病理痊愈。

按："慢性胃炎的病理变化特点是炎症、萎缩和化生"[1]，"尤其是中、重度肠腺化生及异形增生，被视为癌前病变"[2]。目前，现代医学对慢性胃炎的中、重度肠化及异形增生尚缺乏特效疗法，但中医学的辨证论治却能取得良好的疗效，可以使慢性胃炎的中、重度肠化生及异形增生产生不同程度的逆转或消失。

本例患者患慢性胃炎二十余年，2011 年 5 月 9 日，在本市某三甲医院消化疾病研究所首次做胃镜及病理检查时，诊断为"慢性萎缩性胃窦炎"（慢性炎症＋＋＋，萎缩＋），经服用西药治疗 1 年后，于 2012 年 6 月 18 日第二次做胃镜及病理检查时诊断为"间质嗜酸性粒细胞集簇性增生（＞20 个/HF）"（慢性炎症＋＋＋，萎缩＋＋＋，肠化＋＋＋），示病变在发展，遂来本院求治于中医。经持续服用中药治疗 2 年 7 个月后，第五次做胃镜及病理检查后诊断为"慢性萎缩性胃窦炎"（慢性炎症＋，萎缩＋，无肠化）。此明示，初诊时的重度肠化已完全逆转，其"慢性炎症"及"萎缩"病变也已明显好转，疗效颇为满意。

临床实践证明，中医学辨治慢性胃炎具有确切的临床疗效，能使慢性胃炎的病理变化——炎症、萎缩和化生，产生逆转或消失；同时，也提示医患双方，应用中药辨治慢性胃炎，要达到病理治愈，必须坚持较长时间（几个月至几年）的规范治疗，不能有丝毫浮躁的情绪和急功近利的思想。

参考文献

[1] 彭勃. 中西医临床消化病学［M］. 北京：中国中医药出版社，1997：38.

[2] 崔林华，邢潇，石晓明. 常见胃肠病的中西医诊治［M］. 西安：西安交通大学出版社，2010：118.

（原载于《实用中医药杂志》2015 年第 8 期）

（二十一）肠易激综合征（1）——治以大黄附子汤、香砂六君子汤（加减）

张某，女，53 岁，教师。2009 年 5 月 14 日初诊。

病史：自述近半年来时常腹部胀痛，大便有时干结如羊矢，有时湿烂而黏滞，杂有较多黏液，排泄不畅。得矢气及排便后腹痛可缓解。西医诊为肠易激综合征，给服西沙必利、易蒙停、固本益肠片等治疗，能缓解腹痛，减轻症状，但大便仍黏滞不畅，故求治于中医。刻诊：面色苍白，神疲乏力，畏寒肢冷，食欲不振，腰膝酸软。左中下腹胀痛，扪及条索状物。大便湿烂，黏滞不畅。舌质淡，舌尖边有少许瘀点，苔白腻，脉弦细。粪便常规示：较多黏液，少量白细胞。隐血试验阴性。乙状结肠镜检查示：乙状结肠痉挛，黏液增多。

西医诊断：肠易激综合征。

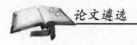
中医辨证：脾肾阳虚，寒湿内困，瘀血阻络。

治　　法：温肾暖脾，散寒祛湿，活血通络。

方　　剂：人黄附子汤合香砂六君了汤加减。

处　　方：制大黄10g，炮附子10g，党参30g，白术15g，陈皮10g，半夏15g，茯苓20g，木香15g，砂仁6g，补骨脂15g，台乌15g，三棱15g，莪术15g，神曲20g，炙甘草10g。14剂，每日1剂，连续水煎3次，每次取汁150ml，混匀后分早、中、晚3次服完。嘱：忌寒凉肥腻食品。

二诊（5月28日）：乏力及畏寒肢冷、腰膝酸软减轻，食欲增进，腹胀痛基本消失。大便基本成形，排泄较通畅。舌质淡红，舌尖边瘀点变淡，苔薄白，脉和缓。

三诊（6月11日）：精神较好，诸症全消，舌尖边瘀点基本消失。予中成药香砂六君丸调治二周收功。

随访1年余，未见复发。

按：《金匮要略》之大黄附子汤用于沉寒挟滞之证，本例表现有"畏寒肢冷，大便湿烂，黏滞不畅"亦符合沉寒挟滞之病机，故可选用本方治疗。方中加用香砂六君子汤乃加强益气温中、健脾祛湿之力；加补骨脂以温肾助阳治腰膝酸软；入乌药以顺气止痛；用神曲以增进食欲；遣三棱、莪术以祛瘀通络。由于方证合拍，故获显效。

笔者临证中，凡遇患者"大便时干时稀"或"大便黏滞不畅"用常规治疗，效果不佳者，则以大黄与附子同用于方中，根据寒热虚实之证候表现，或大黄量重于附子，或附子量重于大黄，或两者量相同，临床疗效颇佳。究其原因，大寒药大黄与大热药附子相伍，大黄之寒性能被附子之热性革除，发挥其通下导滞作用而使大便成形。如单用大黄于方中，则使方剂寒性加重，造成本属寒证之患者发生严重泄泻；如单用附子，则使方剂热性偏重，造成患者发生排便不畅或便秘。非两者同用以温下，难以愈病也。

（二十二）肠易激综合征（2）——治以附子理中汤重用附子合四神丸（加减）

刘某，男，42 岁，出租车驾驶员。2010 年 5 月 12 日初诊。

病史：自述近 3 年来经常在晨起鸡鸣时及早餐后出现腹痛泄泻，进食寒冷食物或腹部受凉后泄泻更甚。腹中时觉寒冷，喜用热水袋热敷腹部。曾到上海多家医院就医，查粪常规有黏液，乙状结肠镜检查见结肠痉挛和黏液增多。拟诊为"肠易激综合征""五更泻"等。服过易蒙停、附子理中丸、固本益肠丸等治疗。服药 1 年内，疗效尚好，有时大便成形。但 1 年后则不效，诸症复如故。遂求治于笔者。刻诊：精神萎靡，每日晨起及早餐后腹痛泄泻，泻后腹痛缓解，泻下物为糊状，有黏液和不消化食物。伴腹中寒冷，食欲不振，腰膝酸软，手足厥冷。舌质淡胖，苔白微腻、脉沉迟无力。

西医诊断：肠易激综合征。

中医辨证：脾肾阳虚，清气不升。

治　　法：温肾暖脾，涩肠止泻。

方　　剂：附子理中丸重用附子合四神丸治之。

处　　方：炮附子 30g（先煎 1 小时），肉桂 10g（后下），党参 30g，干姜 30g，炒白术 30g，炙甘草 15g，肉豆蔻 15g，补骨脂 15g，吴茱萸 10g，五味子 10g。7 剂，每日 1 剂，连续水煎 3 次，每次取汁 150ml，混匀后分早、中、晚 3 次服完。

二诊（5 月 19 日）：症情依旧，考虑病久阴寒极盛，宜加重附子用量以温阳祛寒。守原方，附子加量至 60g（先煎 2 小时），7 剂。

三诊（5 月 26 日）：诸症仍无改善迹象，守二诊方再服 14 剂。

四诊（6 月 9 日）：诸症无明显好转，考虑病重药轻，附子用量仍不足，守原方附子加重至 100g（先煎 3 小时），服 7 剂。

五诊（6 月 16 日）：晨起泄泻止，早餐后有 1 次软便，腹中寒冷大

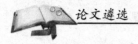
减。此为药显初效，宜守四诊方再服 14 剂。

六诊（6 月 30 日）：喜述精神好，食欲好，大便正常。舌质淡红，苔薄白，脉缓。药已中病，上方停服收功。嘱服用红参每日 5g，连服 1 个月，巩固疗效。

随访 1 年余，未见复发。

按：脾肾阳虚，清气不升，而五更正是阴气极盛，阳气萌生之际，阳气当至而不至，阴气极而下行，故发五更泄泻。本例患者之五更泄经久不愈，其阴寒极盛，已成沉寒痼冷之症，故以附子理中丸重用附子合四神丸治之。之所以重用附子，据火神派医家郑钦安先生称，附子"纯是一团烈火，火旺则阴自消，如日烈而云无"。其用四逆治疗阳虚阴盛之证，若二三剂后不见症减，认为病重药轻，"仍宜此法重用多服"。郑氏用附子常至 100g、200g 及以上超常规用量，"令人咋舌"！笔者效法火神派重用附子的胆识和经验，对本例五更泄重用附子从 30g 起至 60g，再至 100g 而收到佳效。临床实践证明，火神派重用附子治疗阳衰阴盛之证，理论独特，经验宝贵，值得继承和发扬。应当注意的是，附子为有毒之品，必须先煎久煎，才能解除其毒性而保存其功效。一般临床用量达 30g 时必须先煎 1 小时，达 60g 时先煎 2 小时，达 90g 或以上时先煎 3 小时或以上，以口尝时舌、唇不麻为度。如此，绝不会发生中毒现象。

（原载于《世界中医药》2013 年第 4 期）

（二十三）肠易激综合征（3）——治以附子理中汤合四神丸、平胃散重用苍术（加减）

陆某，男，48 岁，农民。1996 年 2 月 5 日初诊。

病史：自述近 3 个月来经常晨起腹泻，曾用中、西药四神丸、补脾益肠丸、氟哌酸、止泻宁等治疗二月余，疗效不佳。刻诊：身体较瘦，形寒肢冷，面色苍白，食欲不振，头重身困，全身乏力，腰膝酸软，口中"毛糙"不适。每日晨起即发生腹泻 2 次，早餐后又腹泻 1~2 次。粪便为糊状，夹杂较多黏液。每次泻前在左侧中、下腹部有轻微疼痛。舌质淡，苔白厚腻，脉细滑。粪便镜检见白细胞少许，隐血试验（－），血沉正常。乙状结肠镜检见乙状结肠痉挛，黏液增多。

西医诊断：肠易激综合征（腹泻型）。

中医辨证：脾肾阳虚，寒湿内盛。

治　　法：温肾暖脾，散寒祛湿。

方　　剂：附子理中汤合四神丸、平胃散重用苍术（加减）。

处　　方：炮附子 10g，干姜 10g，党参 30g，白术 15g，陈皮 10g，茯苓 20g，补骨脂 15g，肉豆蔻 10g，台乌 15g，苍术 30g，厚朴 15g，神曲 20g，甘草 10g，大枣 15g。7 剂，每日 1 剂，连续水煎 3 次，每次取汁 150ml，混匀后分早、中、晚 3 次服完。嘱：忌寒凉肥腻食品。

二诊（2 月 12 日）：晨起腹泻减少为 1 次，早餐后亦泻 1 次。头重身困不减，舌苔仍然白厚腻，未见丝毫减退。此为湿邪深重，苍术虽已超常规用量，但仍难以祛湿，宜守原方，苍术量增至 50g，再进 7 剂。

三诊（2 月 20 日）：面色转红润，精神较爽，头重身困、畏寒肢冷消失，口中已无"毛糙"感，腹泻已止，大便成形，舌质淡红，苔薄白，脉缓。病告治愈。为巩固疗效，给予香砂六君丸 2 周而收功。

随访 1 年余，未见复发。

按：笔者居住地处东海之滨，常年除秋季外，空气湿度较大，故民病多湿证。苍术为当地中医常用药物，常规剂量为 10~15g，一般较重的湿证，如苍术用至 30g，大多可取效。但对某些顽固性湿浊证，常需重用至 50g 或以上才能收效。本例为阳虚寒湿证，且湿邪深重，应用燥湿力较强、剂量超常规的苍术 30g 未能撼动它，故将其再超剂量重用至 50g，方才见效。临床实践证明，对于顽固的湿浊证，无论是风湿证、寒湿证，还是湿热证，如常规剂量之苍术未能祛湿，可逐渐递增剂量，直至临床见效。应用过程中，要注意苍术引起的出汗多、伤阴、动血等

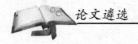
不良反应，随时进行适当的配伍、调剂，防止不良反应，还要注意中病即止。如此应用苍术，则既有效，又安全。

（原载于《实用中医药杂志》1996 年第 4 期）

（二十四）慢性肠炎合并牙龈炎——治以附子泻心汤（加味）

林某，男，48 岁。2011 年 11 月 11 日初诊。

病史：近年来常有畏寒肢冷，有时胃脘痞闷不适，纳差便溏，至秋冬季节更甚。最近他人介绍可食"羊肉烧酒"（即边饮烧酒边吃羊肉）治疗，故在住所附近某羊肉馆每天早上食"羊肉烧酒"，连食 1 个月，自觉畏寒肢冷之症基本消失，但胃中灼热，舌尖以及牙龈肿痛，大便干燥难解，故在当地中医院求医，给服牛黄解毒丸，当晚即出现腹痛阵作，随之连续腹泻 10 余次，畏寒肢冷之症复发且加重。某医遂给予附桂理中丸治疗，服药后第 3 日泻止，复又出现大便干结，且舌尖及牙龈肿痛又现。刻诊：胃中灼热，口渴喜饮，轻度畏寒肢冷，大便干结，2 日未解，小便黄赤，舌尖疼痛，右下磨牙处牙龈肿痛，舌尖红赤、苔黄，脉弦细数。

西医诊断：1. 慢性肠炎；2. 牙龈炎。

中医辨证：素体阳虚，胃火上炎。

治　　法：温肾助阳，清胃泻火。

方　　剂：附子泻心汤。

处　　方：炮附子 15g，熟大黄 6g，炒川连 5g，炒黄芩 10g。5 剂，每日 1 剂，连续水煎 3 次，每次取汁 150ml，混匀后分早、中、晚 3 次服完。

二诊（11 月 16 日）：大便通畅，畏寒肢冷消失，舌尖及牙龈痛止。唯觉胃脘稍有痞胀，偶有恶心、嘈杂。遂用加味半夏泻心汤：党参 30g，枳实、白术、姜半夏、红枣各 15g，炙甘草、炒黄芩、淡干姜各 10g，炒谷芽、炒麦芽各 12g，炒川连、淡吴茱萸各 3g。7 剂，每日 1

剂，煎服法同前。

三诊（11 月 24 日）：诸症全消，疾病告愈。

按：患者为阳虚体质，自食"羊肉烧酒"后，胃肠逐渐郁热化火致便秘及舌尖、牙龈肿痛。前医未虑及阳虚而孟浪选用泻下之力较甚之牛黄解毒丸，使患者腹痛腹泻不止，辨证为脾肾阳虚。再诊时改予以大热之附桂理中丸，致重现便秘及舌尖、牙龈肿痛之症。患者实为阳虚体质兼有胃肠郁热，治疗时必须温阳与清热并举才不至于误治。《伤寒论》第 160 条云："心下痞，而复恶寒汗出者，附子泻心汤主之。"此条文之病机为热痞兼阳虚，本例有"胃脘痞闷，畏寒肢冷"之症，与该条文之症状及病机相同，故以附子泻心汤治之而收效。

（二十五）直肠脱垂——治以理中汤合黄芪建中汤（加减）

李某，女，42 岁，个体户。2008 年 3 月 5 日初诊。

病史：自述近三年来从事建材生意时，因劳累过甚，逐渐出现全身乏力，畏寒肢冷，食欲不振，大便溏泄等症。最近两个月来发生肛门滞紧、疼痛，每次排便时有肿物脱出肛门外，不能自行回收，必须用手慢慢托回，且黏液较多，有时带血性，肛门周围皮肤瘙痒较甚。到当地某医院外科及痔科检查，均诊断为直肠脱垂（脱肛），给服维生素及吗丁啉等西药治疗一月余。无明显疗效，故改投中医。刻诊：面色萎黄，神情痛苦。诉肛门滞紧疼痛较甚，肛门周围皮肤发痒，不能端坐于凳上，只能偏坐于凳子一角。神疲乏力，四肢厥冷，食欲很差，大便溏泄，不时自汗。舌质淡，边有齿印，苔白腻，脉迟细。

西医诊断：直肠脱垂（脱肛）。

中医辨证：脾胃虚寒，中气下陷。

治　　法：温中散寒，升阳举陷。

方　　剂：理中丸合黄芪建中汤加减。

处　　方：生黄芪 50g，党参 30g，炒苍术 15g，淡干姜 10g，炮附子 10g，桂枝 10g，白芍 30g，炙甘草 10g，生姜 10g，大枣 15g，升麻 10g，柴胡 10g，枳壳 30g，三棱 30g，大腹皮 30g，蛇床子 15g。7 剂，每日 1 剂，连续水煎 3 次，每次取汁 150ml，混匀后分早、中、晚 3 次服完。嘱：身体保暖，忌食寒凉肥腻食品。

二诊（3 月 12 日）：诉肛门滞紧疼痛明显减轻，能端坐片刻。排便时肿物脱出少许，用手稍托后即较快回纳，黏液已不多，食欲改善，四肢厥冷减轻，大便较软。此乃方药有效，守原方再进 7 剂。

三诊（3 月 19 日）：肛门滞紧少许，疼痛已消失，可端坐 1 小时以上。排便时肿物已不脱出，全身乏力明显好转，食欲增进，四肢转温，大便基本成形。唯有时仍有自汗。睡眠欠佳。舌质淡红，苔白，脉缓。此为病证进一步好转，宜守原方，方中炒苍术易炒白术，加五味子 10g 以敛汗安神，服 7 剂。

四诊（3 月 26 日）：肛门滞紧感消失，大便成形，已无自汗，睡眠改善，自觉身体恢复如前，精神爽朗。守三诊方又进 7 剂以巩固疗效。

随访一年余，未见复发。

按：《伤寒论》第 386 条云："霍乱……寒多不用水者，理中丸主之。"此乃明示理中丸为主治中焦虚寒之证。又《金匮要略》云："虚劳里急，诸不足，黄芪建中汤主之。"此乃明示黄芪建中汤为主治脾胃虚弱等诸损不足之证。本例患者有"食欲很差，大便溏泄，四肢厥冷"等中焦虚寒之表现，又有"神疲乏力，肛门滞紧疼痛"等虚劳里急之表现，故用理中丸合黄芪建中汤加减治疗甚为适宜。方中加入升麻、柴胡者，为升举阳气也；加入蛇床子者为温阳又止痒也。重用枳壳、三棱、大腹皮者，乃根据现代中药药理研究证实，此三药均有兴奋胃肠平滑肌等作用，因此对胃下垂、胃扩张、胃停水、直肠脱垂、子宫脱垂和疝气等病有良好的疗效，故而重用之。本例直肠脱垂病，以辨证应用经方，并参考现代中药药理选择用药，取得了卓越的临床疗效。一位老前辈夸赞道"此可谓中医创新治法也"！

（原载于《中国中医药报》2012 年 1 月 30 日）

（二十六）顽固性便秘致急性肠梗阻——治以大承气汤合增液承气汤、生脉散（加味）

袁某，男，75 岁，农民。1994 年 7 月 15 日初诊。

病史：自述从 6 月 10 日始，大便秘结不下，矢气不通至今，腹痛腹胀严重而来诊。曾在外院外科病房住院 1 周，吃药、灌肠等保守治疗无效，诊断为"机械性肠梗阻"，动员其手术治疗。因惧怕手术而自动出院，寻求中医治疗。现觉腹痛腹胀甚苦，每日由老婆用手指从肛门中抠出一些大便才稍感缓解。整日心烦躁扰，夜间不能安眠。全身乏力，口干舌燥。能进食少许，无恶心呕吐，小便黄赤。舌质红，苔黄燥，脉滑数。既往无腹部手术史。检查：形体消瘦，精神萎靡。皮肤、巩膜无黄染，心肺听诊无异常，肝脾叩触诊不肿大。腹部膨隆，腹壁无静脉曲张，肚脐微凸，肠型明显，触摸到无数硬结粪块。叩诊无移动性浊音。直肠镜检查除见粪块外，无异常发现。

西医诊断：机械性肠梗阻（顽固性便秘）。

中医辨证：胃肠热结，气阴两亏。

治　　法：通腑泄热，益气养阴。

方　　剂：大承气汤合增液承气汤、生脉散（加味）。

处　　方：太子参 30g，麦冬、生地各 20g，元参、枳实、厚朴各 15g，生大黄 10g（后下，下同），元明粉 6g（分次冲服，下同）。1 剂。连续水煎 3 次，每次取汁 150ml，混匀后分早、中、晚 3 次服完。

二诊（7 月 16 日）：自觉腹中稍有肠鸣，矢气少许，但仍腹胀腹痛，不能排出大便。故以上方增加药味及剂量：太子参 50g，元参、麦冬、生地各 20g，当归、厚朴、枳实、三棱、莪术、黄柏、生大黄各 15g，元明粉 9g。

三诊（7 月 17 日）：自觉口干好转，肠鸣增强，矢气增多，排出少许粪水，剧臭。但腹胀腹痛无明显缓解，心烦躁扰，不能排出内结之大

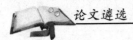

便。故以二诊方为基础再增加药味及剂量：生黄芪、太子参各50g，元参、麦冬、生地、三棱、莪术、大腹皮、莱菔子、徐长卿各30g，当归、枳实、厚朴、木香各20g，黄柏、山栀、生大黄各15g，元明粉12g。

四诊（7月18日）：自觉服药后先感腹内肠鸣大作，腹痛增剧，随之大便及粪水顺势下冲，共排出大便大半马桶，约五六千克，自觉腹胀腹痛基本消失，精神明显好转。检查：腹壁柔软，但重按时仍可扪及不少粪块。此乃药已中病，但余邪未尽，宜乘胜追击。故守三诊方再服1剂。

五诊（7月19日）：服药后又排出大便半马桶，约3kg。现觉腹内空空，异常舒适，向笔者再三道谢。笔者嘱其今后需饮食有节，宜清淡食品，多吃新鲜水果及蔬菜，少吃或不吃辛辣燥热肥腻食物，保持每日大便通畅。

按：该患者年老体衰，又胃肠热结而出现痞、满、燥、实、坚之症，延时一月余不排大便，病情顽固，病势沉重，临床少见。中医辨证属虚实夹杂证，治法宜补虚泻实并举，用生脉饮、增液承气汤及大承气汤三方加减为治。在具体处方用药时，需谨慎对待，步步为营。即：首先从常规剂量始，如不中病，则可增加药味及剂量。若又不中病，则再增加药味及剂量。若仍不中病，则再增加药味及剂量，直至中病为止。其次，宜每日复诊开方，便于观察病情变化，及时调整治疗措施，不致延误病情。不可因病情顽固、病势深重，为求速效而首诊即用大方重药且连用数日，此乃孟浪，易遭不测。笔者曾遇一青年医生对一位术后粘连性肠梗阻患者，首诊即用大方重药连用5日进行猛攻而导致肠穿孔、腹膜炎，教训颇深。故为医者，"小大方圆"之古训不可忘也！

（原载于《河北中西医结合杂志》1996年第4期）

（二十七）梅尼埃病（1）——治以附子理中汤合半夏白术天麻汤（加减）

刘某，男，52 岁，工人。2000 年 2 月 10 日初诊。

病史：自述时常突发晕厥 5 年余，每在工作，或与人谈话，或晚间看电视，或在澡堂洗澡时，突然出现眩晕，视物天旋地转伴恶心呕吐，随之迅即晕倒，不省人事。其家属云：昏倒时伴有喉间痰鸣，呼吸气粗，口角流涎，2～3 分钟后苏醒。曾在本市多家医院求医，做过 TCD、CT、MRI 等特殊检查，仅有"椎基底动脉供血不足"的结论。某专科医院诊断为梅尼埃病。用过丹参注射液静脉滴注、口服活血通脉胶囊等治疗，未见明显效果，仍时常发作晕厥，近年来发作更为频繁，每周 2～3 次或以上。已不能参加正常工作，精神十分痛苦。经人介绍遂慕名求治于笔者。刻诊：家属陪同来诊，形体稍胖，头重身困，四肢不温，口中黏腻，食欲不振，腰膝酸软，大便溏薄，夜尿频数。舌质胖嫩，苔白厚腻，脉弦滑。测血压为 140/90mmHg，检查心电图，肝胆 B 超，肝、肾功能，血糖，血脂等均在正常范围。

西医诊断：梅尼埃病。

中医辨证：脾肾阳虚，痰浊上扰（痰厥）。

治　　法：温肾暖脾，祛痰化浊。

方　　剂：附子理中汤合半夏白术天麻汤加减。

处　　方：党参、炒苍术、茯苓各 20g，炒白术、香附、厚朴、天麻、姜半夏、川芎、杜仲、桑寄生各 15g，炮附子、淡干姜、炙甘草、陈皮、石菖蒲、炙远志各 10g。7 剂，每日 1 剂，连续水煎 3 次，每次取汁 150ml，混匀后分早、中、晚 3 次服完。嘱：忌寒凉肥腻食品。

二诊（2 月 17 日）：精神稍见好转，食欲略有改善，但仍觉四肢不温，头重身困不减，晕厥仍发作 3 次。视舌苔仍白厚腻，仅舌尖部腻苔减退少许，脉弦滑。此乃病重药轻，宜重剂治之。处方：炒苍术 50g，

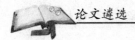

炮附子（开水先煎 1 小时）、姜半夏、茯苓各 30g，党参、炒白术、厚朴各 20g，天麻、陈皮、石菖蒲、香附、川芎、杜仲、桑寄生各 15g，淡干姜、炙甘草、炙远志各 10g，砂仁 4g（后下）。服 7 剂。

三诊（2 月 25 日）：精神明显好转，头重身困大减，四肢转温，食欲增进，大便基本成形，夜尿减少。晕厥发作 1 次。舌面前半部分腻苔已退，后半部分仍白腻，但已变薄，脉弦。予二诊方续服 7 剂。

四诊（3 月 4 日）：头重身困基本消失，现仍感腰酸，晕厥未发作。舌质淡红，苔薄白，脉缓。此病向愈，宜守二诊方再服 7 剂。

五诊（3 月 12 日）：晕厥未再发作，诸症全部消失，精神爽朗。为巩固疗效，予下方再调治 1 月收功。处方：天麻、姜半夏、炒苍术、炒白术、厚朴、茯苓、党参、枸杞、菟丝子各 15g，淡干姜、石菖蒲、炙远志、炙甘草、红花各 10g。

随访 1 年，未见发作。

体会：本例晕厥之病机为阳衰阴盛，痰湿内蕴，上蒙清窍，故致痰厥。治病必求其本，笔者组方以附子、干姜温阳散寒，陈皮、苍术、半夏燥湿化痰，石菖蒲、炙远志化浊开窍，香附、厚朴疏肝降气，党参、白术、茯苓、甘草健脾益气，杜仲、桑寄生、枸杞、菟丝子壮腰健肾，天麻平肝熄风，川芎、红花活血通脉。诸药合用，共奏温阳散寒、燥湿祛痰、化浊开窍之功。由于方证合拍，故疗效如神。必须指出的是，由于本例患者痰湿甚为严重、顽固，故苍术重用至 50g，半夏重用至 30g 方见显效。有医者畏苍术量大易致衄血，故不敢重用。其实，只要痰湿壅盛辨证正确，常规剂量不效，患者无衄血宿疾，重用苍术非但无虞，反能立起沉疴！

（原载于《实用中医药杂志》2003 年第 8 期）

（二十八）梅尼埃病（2）——治以泽泻汤合半夏白术天麻汤、桃红四物汤（加减）

林某，男，53 岁，农民。2012 年 4 月 6 日初诊。

病史：自述近一年来，时觉心下痞闷，常突发头目昏眩，视物天旋地转，身体站立不稳，伴耳鸣、耳聋、恶心、呕吐，需闭目静卧，不能活动，持续 1～2 小时左右自行缓解。每月发作 3～4 次，苦不堪言。经本市某医院耳鼻喉科专家检查后诊断为梅尼埃病，给予安定、心立静等西药治疗，症状明显减轻，眩晕发作次数亦减为每月 1～2 次。但近二个月来，服用上述西药，效已不佳，眩晕发作次数及症状复如故，遂求治于中医。刻诊：眩晕发作缓解第二天，体形稍胖，神疲乏力，轻度耳鸣，胃脘痞闷，二便正常，舌质淡，苔白腻，脉弦滑。测血压、血糖、血脂均在正常范围。颅脑 CT 示：椎基底动脉供血不足。

西医诊断：梅尼埃病。

中医辨证：水湿内停，风痰上扰，气虚血瘀。

治　　法：利水渗湿，化痰熄风，补气活血。

方　　剂：泽泻汤合半夏白术天麻汤、桃红四物汤加减。

处　　方：泽泻 50g，白术 30g，天麻 12g，半夏 15g，陈皮 10g，茯苓 20g，生黄芪 30g，桃仁 15g，红花 6g，川芎 30g，当归 15g，甘草 10g。14 剂，每日 1 剂，连续水煎 3 次，每次取汁 150ml，混匀后分早、中、晚 3 次服完。嘱：忌烟、酒及膏粱厚味食品。

二诊：（4 月 20 日）：服药 2 周，眩晕未发作，精神较好，耳鸣耳聋消失。舌质淡红，苔薄白，脉缓。示方药效佳，予上方再进 14 剂。

三诊（5 月 5 日）：服药已近一个月，未发作眩晕，自觉身体康复如常。为巩固疗效，再予原方 14 剂，方中泽泻减为 30g，白术减为 15g。

随访 1 年余，未见复发。

按：现代医学认为，梅尼埃病系由内耳迷路水肿引起前庭功能障碍所致，故用《金匮要略》之泽泻汤假以消除迷路水肿。因本例症状表现有"头目眩晕，胸闷呕恶，舌苔白腻，脉弦滑"，乃风痰上扰之证，故用《医学心悟》之半夏白术天麻汤以化痰熄风。又因本例颅脑 CT 示

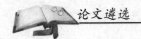
脑供血不足，故用《医宗金鉴》之桃红四物汤去芍、地，重用川芎以活血通脉，改善脑微循环，促进脑血流。加黄芪乃补气强身以解除神疲乏力。如此以中西医病理相结合，运用现代中药药理研究成果组方用药，疗效甚佳。

（二十九）风湿性关节痛——治以附子汤（加味）

叶某，男，55 岁，农民。1993 年 10 月 15 日初诊。

病史：自述 1 周前下河捕鱼而着凉，出现手足发冷，全身骨节酸痛，自服姜汤不效而来诊。症见：戴帽厚衣而至，面色苍白，背部恶寒甚，手足冰凉，全身无力，骨节酸痛。口中和，大便较溏，小便清长。舌质胖嫩，苔白腻，脉弦细。

西医诊断：风湿性关节痛。

中医辨证：少阴阳虚，寒湿内侵（病机乃少阴阳虚，失于温煦，寒湿凝滞骨节经络，不通则痛）。

治　　法：温经助阳，祛寒化湿。

方　　剂：附子汤加味。

处　　方：红参 10g，炒苍术 15g，炒白术 15g，炒白芍 15g，茯苓 20g，淡干姜 10g，桂枝 10g，炮附子 6g，制川、草乌各 6g，甘草 10g。5剂，每日 1 剂，连续水煎 3 次，每次取汁 150ml，混匀后分早、中、晚 3 次服完。

二诊（10 月 20 日）：患者症状大减，尤以背部恶寒及骨节酸痛明显好转。示方证对应，疗效较好，宜守原方再服 5 剂。

三诊（10 月 25 日）：诸症全消。为巩固疗效，再服 5 剂收功。

按：《伤寒论》第 305 条曰："少阴病，身体痛，手足寒，骨节痛，脉沉者，附子汤主之。"该患者之病机及证候表现与本条文所述相似，故以加味附子汤治之，即收良效。

（三十）顽固性耳痛——治以小柴胡汤合桃红四物汤（加减）

林某，男，59岁。1997年3月12日初诊。

病史：自述左耳持续性耳内疼痛7月余，曾在本市多家医院做过CT、MRI及专科详细检查，除听力略下降外，未见明显异常。拟诊为"左耳神经性耳痛"，给服维生素B₁、芬必得及安络解痛片等治疗二月余，疼痛一度明显减轻，但近一个月来服上药已无效，左耳内疼痛依旧。遂求治于某中医师，告之属肾阴虚，给服左归丸治疗二月余，也无效果。刻诊：左耳耳内疼痛呈持续性胀痛，间有刺痛，尤在夜间安静时更显，精神异常痛苦。伴有口苦咽干，胸胁满闷，心烦欲呕，不欲饮食。舌质淡红，舌尖连及左舌边缘布满瘀点、瘀斑，苔白，脉弦。

西医诊断：顽固性耳痛。

中医辨证：少阳兼血瘀证。

治　　法：和解少阳，活血化瘀。

方　　剂：小柴胡汤合桃红四物汤加减。

处　　方：柴胡、甘草、红花各10g，炒黄芩、姜半夏、桃仁、川芎、当归、赤芍、红枣各15g，党参、丹参各30g，生姜3片。7剂，每日1剂，连续水煎3次，每次取汁150ml，混匀后分早、中、晚3次服完。

二诊（3月19日）：左耳内疼痛明显减轻，示方药有效，宜守原方再服7剂。

三诊（3月26日）：左耳内疼痛止，余症全部消失。

随访一年余，未见复发。

按：耳为肾之窍，耳病多责之于肾。但本例患者之耳痛，未见有肾的病理表现，故按肾病治疗，缺乏辨证依据，治之必然无效。本例除耳痛之外，其明显的临床表现有"口苦咽干，胸胁满闷，心烦欲呕，不欲饮食"，此当属少阳证无疑。其耳痛"间有刺痛，舌尖连及左舌边缘

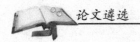
布满瘀点、瘀斑"，此乃血瘀证也。故辨为少阳兼血瘀证有何难哉？再从经络理论分析，《灵枢·经脉》曰："胆足少阳之脉，起于目锐眦，上抵头角，下耳后……其支者，从耳后入耳中，出走耳前……"可见，耳病亦可为少阳经之病，非独肾病也！既为少阳经之病，且有仲景《伤寒论》所述六经病之少阳病表现，则用少阳病主方小柴胡汤主治。因其兼有血瘀表现，故合活血化瘀之桃红四物汤加减治疗。如此辨证论治，故能收效。

（原载于《实用中医药杂志》2000 年第 10 期）

（三十一）三叉神经痛术后复发——治以附桂理中汤合黄芪建中 汤、吴茱萸汤、半夏白术天麻汤、桃红四物汤（加减）

严某，女，57 岁。2013 年 2 月 2 日初诊。

病史：患者于 2012 年 6 月初，开始出现右侧面部闪电样、阵发性剧痛，每日发作 10 余次，每次发作时疼痛持续约半分钟，伴右侧面部肌肉不断地抽搐、流眼泪。常在洗脸或手指触及右侧鼻翼时激发疼痛。发病以来，常寝食难安，精神十分痛苦。本市某三级医院神经内科诊为"原发性三叉神经痛（右侧）"，给服卡马西平治疗，开始一个月即疼痛不发，效果较好，但随后就止痛无效。于是在该院神经外科行伽马刀三叉神经根切断术，术后二个月内即痛止，但随后又剧痛发作如前，遂求治于中医。初诊：疼痛发作间歇期，形体较胖，精神萎靡，全身乏力，腰膝酸软，畏寒肢冷，大便溏泄（每日三四次），小便频数（夜尿四五次）。舌质淡胖，边有齿印，舌尖边满布紫色瘀点，舌苔白厚腻，脉细涩。

西医诊断：原发性三叉神经痛（右侧）。

中医辨证：脾肾阳虚，寒湿内盛，瘀血阻络。

治　　法：温肾暖脾，驱寒祛湿，活血通络。

处　　方：炮附子 15g，桂枝 15g，川乌 6g，草乌 6g，仙灵脾 15g，巴戟 15g，补骨脂 15g，黄芪 50g，党参 30g，苍术 30g，白术 15g，干姜 15g，姜半夏 15g，吴茱萸 6g，肉豆蔻 10g，天麻 12g，桃仁 15g，红花 6g，川芎 60g，当归 15g，细辛 6g，水蛭 6g，全蝎 6g，炙甘草 10g，大枣 15g。7 剂，每日 1 剂，连续水煎 3 次，每次取汁 150ml，混匀后分早、中、晚三次服。嘱：防寒保暖，忌寒凉肥腻饮食。

二诊（2月9日）：疼痛发作次数稍减少，每日七八次，症状稍减轻，二便无变化。此为方药有效，宜守方，加入乳香 10g、没药 10g（包煎）、蜈蚣 3 条、山茱萸 20g、芡实 20g。14 剂。

三诊（2月23日）：患者精神愉快，诉疼痛发作减为每日三四次，症状明显减轻。手指触摸右侧鼻翼时仍有明显疼痛，但不剧痛，大便基本成形，夜尿减为二三次。舌尖边瘀点变淡、减少，脉细缓。此为病证进一步好转，守二诊方再服 14 剂。

四诊（3月9日）：疼痛不发作，唯手指触摸右侧鼻翼时仍有轻度疼痛，二便正常。守二诊方再服 14 剂。

五诊（3月23日）：疼痛不发作，手指触摸右侧鼻翼时已无疼痛感。舌质淡红，苔薄白，舌尖边尚有少许浅淡瘀点，脉缓。自觉身体已恢复正常状态，精神十分愉快。为巩固疗效，嘱患者再服下方一个月。处方：炮附子 6g，桂枝 6g，黄芪 30g，党参 20g，白术 15g，干姜 10g，茯苓 20g，桃仁 10g，红花 6g，川芎 30g，当归 15g，山茱萸 15g，仙灵脾 15g，补骨脂 15g，甘草 10g，大枣 15g。

六诊（11月2日）：患者特来院喜述停药半年余，疼痛未再复发。感激之情难以言表。

随访 1 年，发现在疲劳、受寒时，疼痛有小发，再服原方即痛止。

按：三叉神经痛属于中医"偏头痛""偏头风"[1] 等范畴。常见病因病机为外感风寒湿热之邪致脉络不畅、肝阳上亢致清窍受伤、脾湿生痰致清阳不升、肾精不足致脑髓失养、外伤久病致瘀血阻络而引发疼

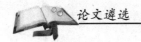
痛[2]。本例为脾肾阳虚、寒湿内盛、瘀血阻络引发疼痛，故采用温肾暖脾、驱寒祛湿、活血通络以止痛。方中附子、干姜、仙灵脾、巴戟、补骨脂、肉豆蔻、党参、黄芪、白术等温肾暖脾（兼驱寒、祛湿、止痛），桃仁、红花、川芎、当归、水蛭等活血通络（兼止痛），全蝎、蜈蚣专以通络止痛。方中重用川芎，乃笔者作专药治头痛之经验[3]，量重力专也！本方实由附桂理中丸、四神丸、半夏白术天麻汤、吴茱萸汤、桃红四物汤等诸多名方加减而成，可谓方阵宏大，方证合拍，药病相应，专药重用，故有桴鼓之效。

参考文献

[1] 杨仓良，李化义，薛万贵，等. 现代中医内科临床疗效评价与进展 [M]. 西安：陕西科学技术出版社，1996：489.

[2] 王永炎，李明富，戴锡孟. 中医内科学 [M]. 上海：上海科学技术出版社，1997：345－346.

[3] 陈士奎，陈维养. 中医药现代研究 [M]. 北京：中国医药科技出版社，1994：258.

（三十二）坐骨神经痛——治以附桂理中汤合独活寄生汤（加减）

吴某，男，52 岁，1998 年 4 月 10 日初诊。

病史：患者右侧臀部以下沿大腿后侧、小腿外侧区域疼痛 2 年 5 个月，每遇天气寒冷或气候变化时疼痛加重，难以行走，影响生活和工作。曾在本市某医院神经科、骨伤科医治，诊断为"干性坐骨神经痛"，给予口服芬必得、针灸、穴位注射和推拿等治疗，能好转 3～4 周，而后疼痛复如故。继以前法治之，又见好转，过 2～3 周重发作。如此反复治疗，反复发作近二年，终不能治愈，精神很痛苦。经病友介绍，来本院求治。刻诊：右臀部以下沿坐骨神经区酸胀样疼痛，有时呈"钻刺"样疼痛。但在咳嗽、喷嚏、排便等增加腹内压时疼痛不加重。

腰部疼痛不明显。检查：于右侧坐骨孔上缘，坐骨结节与大转子之间，腘窝中央，腓骨小头下及外踝后面沿坐骨神经走行区有明显压痛。右小腿外侧和足背部皮肤感觉明显减退，跟腱反射亦减弱。实验室检查：血常规、血糖及脑脊液检查在正常范围。X 线片显示腰骶部、髋关节未见明显异常。B 超示前列腺轻度增生。平素常畏寒肢冷，即使在盛夏炎热季节，右腿仍需用热水袋外敷入睡。腰膝酸软乏力，食欲不振，大便溏薄，夜尿 3~4 次。舌质淡，苔白厚腻，脉迟细。

西医诊断：右侧坐骨神经痛。

中医辨证：寒湿痹证。

治　　法：温化寒湿，通痹止痛。

方　　剂：附桂理中汤合独活寄生汤加减。

处　　方：炮附子（先煎 1 小时）、党参、炒苍术、徐长卿各 30g，茯苓、狗脊、乌梢蛇各 20g，炒白术、独活、川芎、当归、厚朴、仙灵脾、补骨脂、牛膝各 15g，桂枝、甘草各 10g，全蝎 6g。7 剂，每日 1 剂，连续水煎 3 次，每次取汁 150ml，混匀后分早、中、晚 3 次服完。嘱：保暖，忌寒凉肥腻食品。

二诊（4 月 17 日）：自觉右侧臀、腿部患区有"热气爬行"，疼痛明显减轻，舌苔厚腻已消退成薄白腻苔。此药已中病，守方再服 7 剂。

三诊（4 月 25 日）：诉畏寒肢冷，腰膝酸软乏力已不显，右臀部及大小腿疼痛基本消失，食欲增进，大便成形，夜尿减为 2 次，舌苔薄白，脉缓，病证已显著好转。予前方再进 7 剂。

四诊（5 月 3 日）：患者精神愉快，诉右臀部及腿部已无疼痛感，行走如常，余症亦消失。查右小腿外侧和足背部皮肤感觉亦恢复，跟腱反射正常。为巩固疗效，给服大活络丸 2 周收功。

随访一年余，未见复发。

按：本例坐骨神经痛久治不愈，其根本原因在于寒湿之邪阻滞经脉，不通则痛。故笔者应用炮附子、桂枝、苍术、厚朴温散（化）寒

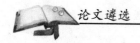
湿、温通经脉为君；独活、狗脊、乌梢蛇、徐长卿、全蝎祛风湿止痛为臣；仙灵脾、补骨脂、干姜、党参、白术、茯苓、甘草温肾暖脾固本，以防寒湿内生、外犯为佐；川芎、当归养血活血通经；牛膝引药下行为使。全方配伍周密，方证合拍，药病相应，故获佳效。

（原载于《实用中医药杂志》2001 年第 8 期）

（三十三）性交发热——治以附子理中汤合黄芪建中汤（加减）

施某，男，27 岁，工人。1994 年 4 月 15 日初诊。

病史：自述近二个月来每在性生活后半小时即出现发热，测体温在 38～38.5℃，持续 2～3 小时后即自行热退。每周性生活 2～3 次，每次性生活后均出现上述习惯性发热。平素常有形寒肢冷、头晕目眩、腰膝酸软、全身乏力、胃脘隐痛、食欲不振。近又出现心悸失眠、大便溏薄、足跟疼痛。望其面色萎黄，形体瘦削，舌质淡胖、边有齿印，苔白腻。按得四肢厥冷，脉沉细。检查：血 RBC $3.5 \times 10^{12}/L$，Hb 10g/L，WBC $4.0 \times 10^{9}/L$（N 0.675，L 0.325）；血清铁蛋白18pg/L；二便常规正常；心、肝、肾功能检测无异常；肝、胆、胰、脾 B 超检查也未见明显异常；纤维胃镜检查为慢性萎缩性胃炎。

西医诊断：性交发热（慢性萎缩性胃炎、缺铁性贫血）。

中医辨证：脾肾阳虚，气血两亏。

治　　法：温肾暖脾，益气养血。

方　　剂：附子理中汤合黄芪建中汤（加减）。

处　　方：炙黄芪、鸡血藤、党参、炒枣仁、菟丝子各20g，炒当归、炒苍术、仙灵脾、枸杞子、补骨脂、炒白芍、鸡内金、红枣各15g，五味子、炮附子、桂枝、炙甘草各9g，生姜 3 片。每日 1 剂，连续水煎 3 次，每次取汁150ml，混匀后分早、中、晚 3 次服完。

随访：上方连服30剂后，患者性交后习惯性发热即消失，其余形寒肢冷、头晕目眩、腰膝酸软、食欲不振、心悸失眠、大便溏薄等症状与体征也基本消失。血常规及血清铁蛋白检查也恢复至正常范围，唯慢性萎缩性胃炎仍需继续治疗。

按：本例患者性交后出现之发热乃属表象，其本质乃正气虚衰，是脾肾阳虚、气血两亏也。古人云："治病必求其本。"故以温肾暖脾、益气养血扶正固本为法，待正气来复，邪则自退，此所以用甘温补益之品而发热可除也，其非"甘温除热"法乎？

（原载于《江西中医药》1995 年增刊）

（三十四）重症前列腺痛——治以附子理中汤合四妙散（加味）

程某，男，35 岁，1998 年 5 月 8 日初诊。

病史：自今年年初以来，常感下身阴部疼痛伴性功能障碍。于 4 月初到本市某医院检查，初诊为"前列腺痛"，给予西药封闭止痛和理疗等治疗，效果不佳。刻诊：腰骶部、腹股沟区、睾丸及会阴部持续疼痛不适，性事不能。畏寒肢冷较甚，大便软，小便时有热痛感，尿色黄。肛门指检前列腺稍有饱满感，纵沟浅，触痛较明显，前列腺按摩液镜检正常。否认有不洁性交史及其他伤病史。舌质淡胖，边有齿印，舌尖部瘀点较多，苔白腻微黄，脉弦细。

西医诊断：重症前列腺痛。

中医辨证：脾肾阳虚，下焦湿热，瘀血阻络。

治　　法：温肾暖脾，清利湿热，活血止痛。

方　　剂：附子理中汤合四妙散（加味）。

处　　方：党参、炒延胡索、生薏苡仁、石韦、徐长卿各 30g，茯苓、炒川楝子、台乌、炒苍术、焦黄柏、牛膝各 15g，炮附子、淡干姜、甘草、炒九香虫、血竭各 10g，制乳香、制没药各 5g。每日 1 剂，连续水煎 3 次，每次取汁 150ml，混匀后分早、中、晚 3 次服完。

随访：连服上方 21 剂后，上述疼痛及不适均消失，精神振奋，唯性事仍欠佳，遂予金匮肾气丸、右归丸调治，半月后，性功能即康复。

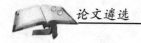
按：本例存在整体虚寒，局部湿热及瘀血现象，即属寒热错杂、虚实夹杂之疑难杂症，治疗宜温寒与清热并举，补虚与泻实同施。方中所用炮附子、淡丁姜温散脾肾之寒；焦黄柏、生薏苡仁、石韦清利下焦之湿热；党参、茯苓、炒苍术、甘草补脾气之虚；炒川楝子、炒延胡索、炒九香虫、台乌、徐长卿行气止痛；血竭、制乳香、制没药活血止痛；牛膝活血并引药下行。由于方证合拍，药病相应，切中病机，故收效明显。

（原载于《中国男科学杂志》2006 年第 20 卷增刊）

（三十五）遗精、早泄——治以桂枝加龙骨牡蛎汤（加味）

遗　精

孙某，男，29 岁，电信职工。2012 年 6 月 12 日初诊。

病史：自述未婚，近三个多月来，因观看淫秽录像，致性冲动不断，晚间经常出现遗精，每周 4 ~ 5 次。白天上班无精打采，影响工作。自服中成药金锁固精丸治疗，效果不理想，遂求治于笔者。刻诊：频发遗精，每周 4 ~ 5 次，畏寒肢冷，精神萎靡，面色萎黄，头晕目眩，脱发较多，记忆力下降，腰膝酸软，小腹紧急，龟头发冷，大便溏薄，夜尿频数。舌质淡，苔白，脉沉迟。

西医诊断：遗精。

中医辨证：脾肾阳虚，精关不固。

治　　法：温肾暖脾，固精止遗。

方　　剂：桂枝加龙骨牡蛎汤合附子理中汤加减。

处　　方：桂枝 15g，白芍 15g，炙甘草 10g，大枣 15g，煅龙骨 30g，煅牡蛎 30g，党参 30g，炒白术 15g，干姜 10g，炮附子 15g，杜仲 15g，续断 15g，菟丝子 20g，五味子 10g，芡实 30g。7 剂，每日 1 剂，连续水煎 3 次，每次取汁 150ml，混匀后分早、中、晚三次服。嘱：不要观看淫秽声像。

二诊（6月19日）：精神有好转，遗精及夜尿次数稍减少，示方药有效，守原方服14剂。

三诊（7月4日）：精神明显好转，畏寒肢冷消失，遗精减为每周2次，腰酸减轻，小腹柔和，龟头转暖，夜尿1次，大便成形，舌质淡红，苔白，脉和缓。以原方改炮附子10g，再服14剂。

四诊（7月18日）：近一周遗精仅1次，面色转红润。除仍有轻度腰酸和少量脱发外，余症均消失。以原方改桂枝10g，炮附子6g，再服14剂，巩固疗效。

早　泄

陈某，男，52岁，教师。2010年4月13日初诊。

病史：自述近半年来夫妻同房时经常出现阴茎尚未进入阴道就射精，毫无性满足感。为此，夫妻俩心情都很郁闷。曾到本市某三级医院男性科就医，诊为"射精过早症"（早泄），给予西药氯丙咪嗪等治疗近2月，开始3周内疗效尚满意，但随后又不效。经友人介绍而求治于中医。刻诊：精神萎靡，头目眩晕，腰膝酸软，少腹拘急，龟头发冷，同房时射精过早。掉发较多，夜尿3~4次。舌质淡，苔白，脉迟细。

西医诊断：射精过早症。

中医辨证：阴阳两虚，精关不固。

治　　法：调和阴阳，固涩精关。

方　　剂：桂枝加龙骨牡蛎汤加味。

处　　方：桂枝15g，白芍20g，生姜15g，炙甘草10g，大枣15g，龙骨50g（先煎），牡蛎50g（先煎），沙苑蒺藜30g，芡实30g，莲子30g，莲须10g，桑螵蛸15g，菟丝子30g，黄芪50g。7剂，每日1剂，连续水煎3次，每次取汁150ml，混匀后分早、中、晚3次服完。嘱：①夫妻同房暂停2周。②男方要树立信心，消除紧张、焦虑、自卑等情绪；禁烟、酒、咖啡、浓茶，不食寒凉肥腻食品。③女方要体谅、关

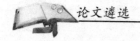
心、鼓励男方，切忌抱怨、责难、威胁等情绪。

二诊（4月20日）：精神好转，头目眩晕、腰膝酸软、少腹拘急、龟头发冷等症减轻，示方药有效，守上方加金樱子30g，再服14剂。

三诊（5月5日）：头目眩晕、腰膝酸软、少腹拘急明显好转，龟头发冷明显减轻，掉发减少，夜尿1~2次。近来夫妻同房2次，1次较满意。守二诊方再服14剂。嘱夫妻性生活每周1次为宜。

四诊（5月20日）：精神爽朗，头目眩晕、腰膝酸软、少腹拘急、龟头发冷等症消失。掉发很少，夜尿1次。夫妻同房2次，均较满意。守前方再服14剂。

五诊（6月4日）：夫妻同来诊室，喜述性生活和谐满意，诚赞中医药之灵验、医者之仁术。

随访1年余，未闻早泄再发。

按：《金匮要略》"血痹虚劳病脉证并治第六"中云："夫失精家，少腹弦急，阴头寒，目眩发落。脉动极虚芤迟，为清谷亡血失精……桂枝龙骨牡蛎汤主之。"此条文所述男子失精（遗精、滑精）之证候表现，其病机为阴阳两虚，阴不敛阳，阳气浮越，心肾不交。故以桂枝加龙骨牡蛎汤调和阴阳，潜阳固涩，交通心肾为治。例1为不性交而精自遗泄（遗精），证候表现有"头晕目眩，小腹紧急，龟头发冷，脱发较多，脉沉迟"等；例2为射精过早（早泄），证候表现有"头目眩晕，少腹拘急，龟头发冷，掉发较多，脉迟细"等。二者均与条文所述之证候相似，病机相同，故都可用桂枝加龙骨牡蛎汤治之，此所谓异病同证而同治也。例1方中合附子理中丸（《伤寒论》方）加味，乃加强温肾暖脾之力，以除"腰膝酸软，大便溏泄"之症。例2方中加沙苑蒺藜、芡实、莲子，与龙骨、牡蛎相合，乃《医方集解》之金锁固精丸也，以加强补肾涩精之力。加入菟丝子、黄芪、桑螵蛸、金樱子以增强补肾益气、涩精固泄之效。由于上述方药均紧扣病机，标本同治，且药重力专，故治疗遗精、早泄，收效甚佳。诚然，例2患者喜获佳效，还得益于医者之心理疏导。

（"早泄"原载于《中国中医药报》2012年2月22日）

（三十六）产后乳汁自出——治以白虎汤合丹栀逍遥散（加减）

叶某，女，25岁，教师。1995年9月14日初诊。

病史：患者于9月5日顺产一男婴，9月10日开始，双侧乳房乳汁未经婴儿吸吮即大量自然涌出，自己用两条干毛巾分别围住两乳头乳房，不到2小时即被乳汁湿透欲滴，需不断更换毛巾。每当起床稍有活动，乳汁即如泉涌。家人曾用杯子接受涌出之乳汁观察8小时，量达1200ml（婴儿喂服量不计），乳汁较浓稠，如同橡胶汁，如此大量乳汁自涌，患者甚感苦楚，自己欲服麦芽汤以减少乳汁分泌量，但又恐完全回乳而影响婴儿喂养，故请笔者上门诊治。症见：患者体质健壮，面红目赤，汗出较多，心中烦热，躁扰不安。口干舌燥，极喜凉饮。乳房胀满，胸胁不舒。饥饿感明显，时欲进食。大便干结，小便黄赤。舌质红，苔黄，脉弦数。

西医诊断：产后乳汁自出。

中医辨证：胃火亢盛，肝经郁热。

治　　法：清泻胃火，疏肝清热。

方　　剂：白虎汤合丹栀逍遥散加减。

处　　方：知母、丹皮、山栀、赤芍、白芍、当归、枳实各15g，生石膏、夏枯草、丹参、石斛各30g，柴胡、制大黄、甘草各10g。每日1剂，连续水煎3次，每次取汁150ml，混匀后分早、中、晚3次服完。连服5剂后，患者乳汁即不自出，分泌量恢复如常，其他诸症亦即消失，效若桴鼓。

按：本例患者乳汁自出剧量与胃火亢盛、肝经郁热有关。因足阳明胃经经过乳头，足厥阴肝经至乳下，故脏腑肝与胃的病变均能通过经脉传递，影响乳房的正常生理功能。又乳汁来源于精血，妇人产后哺乳期

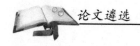
间，经水不行，转变为乳汁分泌。故若胃火亢盛，肝经郁热，在妇人行经期间每可迫血妄行而成崩漏；在产后哺乳期间，可致乳汁自出。笔者用白虎汤合丹栀逍遥散加减治疗，是取白虎汤能清胃泻火，丹栀逍遥散能疏肝清热。合而用之，使胃火除，肝热清，脏腑平安，阴平阳秘，乳汁即不会自出耳！

（原载于《河北中西医结合杂志》1996 年第 4 期）

（三十七）女子不孕症——治以附桂理中汤合右归丸、桃红四物汤（加减）

刘某，29 岁。1999 年 3 月 15 日初诊。

病史：自述于 1992 年初结婚，至今已 6 年不孕。丈夫体健，精液检查无异常。曾在本市某专科医院及多家二、三级医院诊断为原发性不孕症，应用西药治疗多年，效果不显。后又曾慕名求治于某中医，长期服用逍遥丸及乌鸡白凤丸治疗，效果亦不佳。遂来本院诊治。刻诊：身体稍肥胖，形寒肢冷，面色苍白，伴有眩晕耳鸣，腰膝酸软，全身乏力，小腹冷痛，大便较溏，白带清稀。月经周期不正常，有时并月，有时先期、后期。经来前常发生小腹胀痛、刺痛，行经不畅，经血量少，血色紫黑有瘀块，3 日左右即净。舌质淡胖，舌尖边有瘀点、瘀斑，苔白腻，脉细涩。

西医诊断：女子不孕症。

中医辨证：脾肾阳虚，寒湿夹气滞瘀血内阻胞宫。

治　　法：温肾暖脾，祛湿散寒，行气活血。

方　　剂：附桂理中汤合右归丸、桃红四物汤加减。

处　　方：炮附子、淡干姜、炙甘草各 10g，补骨脂、鹿角片、仙灵脾、当归、川芎、炒苍术、姜半夏、香附、台乌各 15g，茯苓、山药、菟丝子各 20g，炒党参 30g，红花 9g，淡吴茱萸 6g。因回河南老家探亲，路远不便，要求带 4 周中药回家，故予 28 剂，每日 1 剂，连续水煎3次，每次取汁150ml，混匀后分早、中、晚3次服完。嘱：保暖，忌寒凉肥腻食品。

二诊（4月15日）：探亲归来，诉服上方1个月后，症状明显好转，平素小腹已无冷痛，经来前小腹胀痛、刺痛亦消失，白带已止。行经畅通，未见瘀血块，5日经净。自觉心胸非常舒畅。望舌腻苔消退，舌尖边瘀点、瘀斑明显变淡。唯仍有腰膝酸软、眩晕耳鸣症状。此乃脾肾不足，气血亏虚，治宜温肾暖脾，益气养血。遂用中成药右归丸、归脾丸调治2个月。

三诊（6月20日）：患者来本院检查，确诊已怀孕。

随访至2000年3月25日，其在本院顺产一健康男婴。

按：女子不孕症之病因较为复杂，中医强调辨证求因，审因论治，才能应手取效。本例患者婚后6年不孕，分析其原因，实为整体脾肾阳虚，局部（胞宫）寒湿夹气滞瘀血内阻，既有脏腑功能衰弱，又有寒、湿、气滞、瘀血多种致病因素共同作用所致。此乃本虚标实之证，宜扶正祛邪为治。笔者用炮附子、淡干姜、淡吴茱萸、仙灵脾、补骨脂、鹿角片、菟丝子等温肾助阳散寒，党参、苍术、姜半夏、茯苓等健脾化湿助运，又以当归、川芎、红花活血化瘀通经，香附、台乌行气消胀止痛。由于方证合拍，药病相应，故有显著之效！

（原载于《实用中医药杂志》2001年第4期）

（三十八）顽固性慢性寒冷性荨麻疹——治以附子理中丸合归脾丸、右归丸

陈某，女，33岁。1995年6月5日初诊。

病史：自述患"风疹块"15年。从1980年始，每到寒冷的冬春季节，身体接触冷水、遇冷空气及寒风刺激后，数分钟内即在头面部及手臂等暴露部位或全身出现大小不一、数目不定的淡红色"风疹块"，伴剧烈瘙痒。到温暖的环境（如从室外进入室内，开启取暖器、暖空调

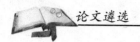
或睡进被窝后等）即很快消退。曾在本市某专科医院、"皮防所"等单位求医多年，亦慕名求治过多名中、西医专家，未能治愈。近几年来，发作更为频繁，症状加重，即使在盛夏季节，每当淋雨、电风扇吹风后或进入冷空调室内，也会立即出现"风疹块"，甚至在月经期间更换卫生巾时也会引发。所以，对冷风、冷水、冷食及各种冷物都十分恐惧，多年来常躲在家里，不敢外出。精神非常痛苦，与亲友交谈中常流露出悲观失望情绪。后经友人介绍，求治于笔者。刻诊：形体瘦弱，面色萎黄，畏风惧冷。令其双手擦以冷水毛巾后，约3分钟即出现很多大小不等、境界清楚的类圆形淡红色水肿性风团，瘙痒较甚，而后用烫发之电吹风器温吹1分钟后，风团即逐渐消退。平素常有头目眩晕，全身乏力，心悸眠差，胃纳欠佳，大便不成形。舌质淡胖，边有齿印，苔少，脉细弱。

西医诊断：寒冷性荨麻疹。

中医辨证：脾肾阳虚，气血两亏。

治　　法：温肾暖脾，益气养血。

方　　剂：因服汤剂不便，故予中成药附子理中丸、归脾丸（均为浓缩型）、右归丸。

处　　方：附子理中丸、归脾丸口服每日3次，每次各8粒，右归丸口服每日3次，每次3g（约12粒）。连服3个月后，患者来电喜告病已痊愈，无论吹风受寒、淋雨浸水或接触冷物，均未再发生风疹块，心情十分愉快，对笔者感激不尽。

随访2年，未见复发。

按：根据笔者经验，中药治疗寒冷性荨麻疹疗效较好，关键要正确辨证，方可药到病除。本例患者服过不少中药，视其处方，多数医者辨为"外感风热"，用辛凉之剂银翘散等方药治疗，此为明显误诊误治，故非但无效，反而使病情深入；也有医者辨为"肺卫气虚"，用益气固表之玉屏风散等治疗，此虽比前述医者高明一些，但仍辨证不确切，故治之无显效。该患者实乃脾肾之本已衰，气血化生不足，致卫表不固，抗邪无能使然。可见辨证论治确为中医之灵魂。

（原载于《实用中医药杂志》1998 年第 6 期）

（三十九）顽固性结节性痒疹——治以内服半夏泻心汤（加减），外用苦参散合地肤子汤加减浴洗

刘某，女，48 岁。1998 年 11 月 3 日初诊。

病史：自述于 1995 年夏天被蚊虫叮咬后，四肢皮肤出现丘疹结节，瘙痒较甚，寝食不安。曾到本市某专科医院检查，确诊为"结节性痒疹"，给服激素药（地塞米松）及复方松馏油软膏外涂后，病情有好转，但时好时坏，终不能治愈，如此反复发作已三年余。现四肢皮肤结节增多，且已扩展到腰腹部，瘙痒更剧，病情加重，遂改投中医。刻诊：四肢伸侧及腰腹部皮肤散在较多的半球形绿豆至黄豆大小的结节上百个，呈灰褐色，多数结节表皮剥脱，表面见血痂，结节间皮肤有抓痕，伴经常胃腹发胀，时有嗳气、恶心、泛酸，食欲不振，大便干燥，小便黄赤。舌质红，舌尖边有瘀点、瘀斑，苔黄微腻，脉弦细数。

西医诊断：顽固性结节性痒疹。

中医辨证：素体脾胃湿热，瘀血内停，外感虫毒，凝聚而成。

治　　法：和中祛湿，清热解毒，行气活血，疏风止痒。

方　　剂：（1）内服方：半夏泻心汤加减。（2）外用方：苦参散合地肤子汤加减浴洗。

处　　方：（1）内服方：太子参、赤芍、丹参、生薏苡仁、刺蒺藜、石斛各 30g，炒黄芩、制半夏、威灵仙、木香、大腹皮、地鳖虫各 15g，炒川连、防风、甘草、谷麦芽各 10g，全蝎 5g，淡吴茱萸 3g。14 剂，每日 1 剂，连续水煎 3 次，每次取汁 150ml，混匀后分早、中、晚 3 次服完。（2）外用方（浴洗）：鸡血藤、土茯苓、地肤子、白鲜皮、夜交藤、赤芍各 30g，乌梢蛇、生地各 20g，苦参、制首乌、三棱、莪

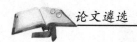
术、侧柏叶、当归、焦黄柏各 15g，防风、蛇床子、皂角刺、红花各 10g，全蝎 5g。14 剂，每日 1 剂，每晚水煎出汤药一大盆（约 10kg），待药汤温度降至 40℃ 时，用毛巾浸以药汤在皮肤患处反复进行浴洗 15~20 分钟，然后用温清水稍冲洗后就寝。嘱：禁烟、酒，不食辛辣燥热及肥甘厚腻食品，宜清淡饮食；保持良好的精神情绪；不用各种肥皂及香皂洗浴；谨防蚊虫叮咬。

二诊（11 月 17 日）：患者皮肤瘙痒大减，皮肤结节大部分消退，夜间能安眠，胃腹胀满已消失，食欲增进，体重略增，二便正常。药已中病。宜守原方再内服、外用 14 剂。

三诊（12 月 1 日）：皮肤瘙痒消失，结节全部消退，局部尚留有色素沉着，舌尖部瘀点、瘀斑明显变浅，已达临床治愈。为巩固疗效，再以上述外用方嘱患者浴洗 2 周后收功。

随访 2 年，未见复发。

按：结节性痒疹的成因多为体内蕴湿，外感风毒（或虫毒），湿邪与风毒聚结肌肤而成。故治疗以除湿解毒、疏风止痒为主。本例患者素有脾胃湿热，瘀血内停，复又外感虫毒风邪，故成湿热、瘀血、风毒互结之复杂证候。因而治疗上必须针对湿热、瘀血、风毒等致病因子组方用药。笔者采用家传经验，以中药汤剂内服、外用治疗本病。内服方以半夏泻心汤加减，调和脾胃，祛湿清热，行气活血为主，兼凉血解毒，祛风止痒。外用方以苦参散合地肤子汤加减浴洗，除湿解毒，活血化瘀为主兼清热凉血，润肤止痒。由于辨证正确，组方周密，用药合理，内外同治，故获佳效。应注意的是，治疗此类顽固性皮肤病，医者务必嘱咐患者不能单纯依赖于药物，饮食上的适当忌口和心理上的良好情绪也有重要作用，不能忽视。

（原载于《实用中医药杂志》2001 年第 6 期）

64 ——————————————————————

（四十）慢性阴囊湿疹——治以内服半夏泻心汤（加减），外用苦参散合黄连解毒汤加减湿敷、苦青膏外涂

陆某，男，50岁，干部。1990年9月20日初诊。

病史：患者阴囊皮肤反复起丘疹并增厚、粗糙、瘙痒5年。自述于5年前在外地打猎时，阴囊突发红色丘疹、水疱，异常瘙痒，经用西药治疗后好转，而后常反复发作，病变加重。曾到多所医院皮肤科求医，内服外用多种西药，花费不少，未能治愈。现感阴囊剧痒，夜间尤盛，影响睡眠，难忍时用手搔抓后即出血，疼痛，平素有胃脘痞满、干呕纳差、肠鸣泄泻。检查：阴囊皮肤增厚、粗糙、鳞屑增多，黑褐色，间有抓痕、血痂、皲裂和色素沉着，于阴茎根部下方阴毛际皮肤布有较多的红色丘疹及抓破后出现的少量浆液渗出。舌质红，苔薄黄腻，脉弦细带数。

西医诊断：慢性阴囊湿疹（绣球风）。

中医辨证：脾湿内蕴，久而化热，湿热并重。

治　法：健脾和胃，清热燥湿，祛风止痒，软坚润肤。

处　方：（1）内服方：以半夏泻心汤加减。处方：党参30g，白鲜皮、地肤子各20g，黄芩、制半夏、苦参、厚朴、乌梢蛇、红枣各15g，干姜、甘草各10g，川黄连6g。21剂，每日1剂，连续水煎3次，每次取汁150ml，混匀后分早、中、晚3次服完。（2）外用湿敷方：以苦参散合黄连解毒汤加减。处方：苦参、百部、白鲜皮、夜交藤各50g，滑石粉30g，黄柏20g，黄连15g。5剂，每日1剂，水煎后将汤液滤出待温，以软毛巾浸湿汤液后湿敷阴囊，至阴囊皮肤渗液停止、疮面干燥后改用软膏外涂。（3）外用苦青软膏方。处方：苦参面50g，青黛面10g，凡士林400g，调匀成膏备用。日间及晚上各涂阴囊1次，直至阴囊增厚、粗糙之皮肤变薄软化，恢复正常。

二诊（10月11日）：连服内服方（治疗中略有加减）21剂，外用

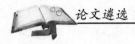

方湿敷 5 日后，再涂软膏 20 日，慢性阴囊湿疹遂告痊愈。

随访 3 年未见复发。

按：脾胃内伤，湿热困阻，与外感湿热之邪相搏结，充于腠理，浸淫肌肤为本病之病因病机，健脾化湿为治疗本病之根本。故本例用内服加味半夏泻心汤以调和脾胃兼祛风止痒；外洗方以清热解毒，燥湿止痒；外用软膏以软坚润肤止痒。如此补虚祛邪、标本结合、内外同治，终获良效。

（原载于《实用中医药杂志》1994 年第 6 期）

二、各科治验

（一）益气温肺止咳汤治疗咳嗽 35 例

1998 年 8 月—2000 年 10 月，笔者应用自拟的益气温肺止咳汤治疗经西药抗生素治疗无效的肺气虚寒型咳嗽 35 例，取得了满意的疗效，报道如下。

1. 临床资料

病例选择经西医诊断为急性支气管炎、肺炎或肺部感染，应用西药抗生素及止咳药物治疗 2 周以上无显效的患者。中医辨证参照"高等中医院校教学参考丛书"《中医内科学》[1]中关于咳嗽的证候分类，均辨为肺气虚寒证。35 例中，男 20 例，女 15 例；年龄最小 7 岁，最大 57 岁，平均年龄 36.5 岁；病程最短 18 天，最长 103 天，平均 33.5 天。西医诊断明确病因的有 29 例，其中病毒感染 19 例，肺炎支原体感染 4 例，细菌感染 6 例。患者主要临床表现为咳嗽频频，咳声多低弱无力，胸闷气短，咯痰清稀色白量多或干咳无痰。神疲懒言，食欲减退。多有畏风寒和自汗，常易感冒，大便多溏薄，舌质淡红，苔白，脉细弱。

2. 治疗方法

益气温肺止咳汤：生黄芪、党参各 10 ~ 20g，白术、茯苓各 10 ~

15g，防风、光杏仁、淡干姜、紫菀、炒黄芩各6～10g，五味子、甘草各3～6g，炙麻黄3～9g，细辛1.5～6g，姜半夏6～15g，鱼腥草10～30g。每日1剂，连续水煎3次，每次取汁20～200ml，混匀后分早、中、晚3次饭后服完。5剂为一疗程，用2～3个疗程。

3. 疗效标准

参照《上海市中医病证诊疗常规》[2]中咳嗽的疗效评定。治愈：咳嗽及临床体征消失，2周以上未发作；好转：咳嗽减轻，痰量减少；未愈：症状无明显改善。

4. 治疗结果

治愈25例（71%），好转9例（26%），未愈1例（3%），总有效率97%。

5. 病案举例

严某，女，46岁。1999年3月12日初诊。患者于同年1月20日因受凉而感冒，鼻流清涕，喷嚏不断，自服康泰克治疗3日而愈，但随之出现咳嗽阵作，胸闷胸痛，在某医院西医诊断为急性支气管炎（病毒感染），给予病毒灵、阿昔洛韦等抗病毒药和棕色合剂、联邦止咳露等止咳化痰药治疗40余日，无明显疗效。刻诊：自觉畏风寒明显，时有自汗，咳嗽频作，咳声无力，不咳痰，胸闷气短，食欲不振，大便溏薄，舌质淡红，苔白微腻，脉细弱。证属肺气虚寒，治宜益气温肺、止咳化痰，予益气温肺止咳汤治疗。服1剂后咳嗽减轻，出现咯痰，为白色稀痰。5剂服完咳嗽基本消失，咯痰减少，胸闷明显好转，大便成形。再服5剂后诸症全消，随访2月余未见发作。

6. 体会

本组病例提示，西医诊断为急性支气管炎，肺炎或肺部感染的疾病，用抗生素治疗无效者，大多属于病毒感染。对于病毒感染，目前西药尚缺乏特效药物。对于支原体和细菌感染，西药虽有特效抗生素，但由于病原体易产生耐药性而常导致疗效较差；另外，许多治疗实践证

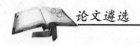
明，西药其实亦有寒、热之性[3]。抗生素中有许多属寒性，故用于实热证感染者疗效较佳，且毒副反应少；用于虚寒证感染者，则疗效较差，且毒副反应多。而中药与西药相比，有着明显的优势，主要能辨证用药，整体调理，且无耐药性和很少有毒副反应。

中医认为，肺气虚寒型咳嗽的病机为肺虚卫弱，气逆不降，气虚不能化津则津凝成痰，可咯出清稀白痰。寒邪收引气道，咯痰不易，又可出现干咳无痰。故治以益气温肺，止咳化痰。本方由玉屏风散、三拗汤合苓甘五味姜辛汤加味组成。用玉屏风散（黄芪、白术、防风）补肺固卫；用三拗汤（麻黄、杏仁、生甘草）宣肺止咳；用苓甘五味姜辛汤（茯苓、甘草、五味子、干姜、细辛）温化寒痰。再加入党参以加强补益肺气；加入紫菀、姜半夏以加强止咳化痰；加入少量炒黄芩和鱼腥草，一为监制温热药之燥性，二为防寒化热，三为"中药西用"取其有抗感染之药理作用。全方共奏益气温肺、止咳化痰之功，故能取得满意疗效。

参考文献

[1] 张伯臾，董建华，等. 中医内科学. 北京：人民卫生出版社，1996：71.

[2] 上海市卫生局. 上海市中医病证诊疗常规. 上海：上海中医药大学出版社，1998：3.

[3] 岳凤先. 谈西药的毒副作用. 中国中医药报. 2000 – 06 – 05.

（原载于《实用中医药杂志》2003 年第 3 期）

（二）刀豆荚果治疗顽固性呃逆 33 例

呃逆，俗称打咯式，是一种气逆上冲，喉间呃呃连声，令人不能自制的常见症状。顽固性呃逆较为难治，患者常痛苦不堪。中药刀豆能治呃逆，但有此疗效的刀豆在当地几乎无种植生产，故病家得其不易，使用不便。1973 年，笔者在云南边疆工作时，遇 1 例顽固性呃逆患者，试以与刀豆同名、在当地四季常产的家蔬刀豆荚果（俗称四季豆）煮汤食之，取得了令人惊奇的疗效。从此，笔者用此法专门治疗、观察了在多种疾病过程中发生的顽固性呃逆 33 例，也取得了满意的疗效，现报告如下。

1. 一般资料

所选病例均为住院治疗原发病过程中，呃逆发作 3 日以上，严重影响进食和休息，应用西药或针灸等方法治疗无效的患者。男 21 例，女 12 例；年龄 18 ~ 82 岁，平均 37 岁。此症出现于慢性胃炎 6 例、慢性胆囊炎胆石症 5 例、急性胰腺炎 2 例、肺结核 2 例、急性病毒性乙型肝炎 2 例、肾病综合征 1 例、产褥感染 2 例、食道癌 1 例、胃癌 3 例、肝癌 2 例、胆囊切除术后 4 例、脾切除术后 2 例、阑尾切除术后 1 例。呃逆发作时间最短 3 日，最长 15 日，多数在 3 ~ 6 日。中医辨证属胃寒实证 5 例、脾胃虚寒 9 例、脾肾阳虚 6 例、胃阴不足 4 例、胃火上逆 4 例、肝胃不和 3 例、阴虚火旺 2 例。

2. 治疗方法

用市售或农家自栽之新鲜蔬菜——刀豆荚果 500g，洗净后加清水 1000ml，先武火煮沸，然后文火煮至刀豆荚果熟透能吃。取出汤汁 450ml，分早、中、晚 3 次温服，每服 150ml（或于胃管内注入）。亦可将煮熟之刀豆荚果连汤一起服食。最长治疗观察 3 日。

3. 治疗结果

疗效判断标准：服汤治疗后 3 日内呃逆消失者为有效；服汤治疗至第 3 日，呃逆仍未消失者为无效。结果：有效 29 例（87.9%），其中服汤第 1 日呃逆消失者 15 例，第 2 日 9 例，第 3 日 5 例。无效 4 例（12.1%），其中脾肾阳虚 2 例，胃火上逆及阴虚火旺各 1 例。

4. 典型病例

陈某某，男，56 岁，工人，住院号 91822。1991 年 7 月 14 日病房

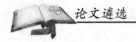
会诊。主诉：呃逆连续发作第8日。自述因患胆囊炎胆石症，于7月3日做胆囊切除术。7月6日开始出现呃逆，连续发作，日夜不断，影响进食和休息，苦不堪言。经肌注爱茂尔及针灸等治疗，效果不佳，遂请中医内科会诊。刻诊：呃声不断，不能自制，口干舌燥，烦渴不安，舌质红绛，脉弦细数。证属胃阴不足。即令患者家属每日于市上采购适量新鲜刀豆荚果，煮熟后连汤一起让患者服食，第1日呃逆症状明显减轻，第2日呃逆完全消失。患者甚喜，称"刀豆荚果汤是我的救命汤"。

5. 讨论

本文所述刀豆为豆科植物菜豆属，别名为泥鳅豆、四季豆(《滇南本草》)、菜豆(《新华本草纲要》)、白饭豆(《陆川本草》) 等，其植物拉丁学名 phaseolusvulgarisLinn.，而《本草纲目》收入之刀豆为豆科植物刀豆属，别名为挟剑豆(《酉阳杂俎》)、刀豆子(《滇南本草》)、刀鞘豆(《陆川本草》) 等，其植物拉丁学名称 Canavalia gladiata（Jacq.）DC. sk. 可见，二者是"同名异物，宜辨之"(《滇南本草》)。

据文献记载，刀豆属之刀豆以其种子入药，味甘、温，能"治虚寒呃逆"(《中药大辞典》)；而菜豆属之刀豆，其荚果与种子皆可入药(《滇南本草》)，性味甘、平，能"滋养、解热、利尿、消肿"(《新华本草纲要》《中药大辞典》)，然未有治呃逆之功效。查近代中医药文献，也未见其有治呃逆之报道。

笔者在临证实践中观察到菜豆属之刀豆荚果由于性味甘、平，故治疗顽固性呃逆，无论病证寒热虚实皆适宜。其适应证显然广于性味甘、温而只宜于治疗虚寒呃逆之刀豆属刀豆子。又由于菜豆属刀豆在我国分布十分广泛，为家常菜蔬，四季常有，随时可得，且荚果煮汤服食，味鲜可口，故很受病家欢迎。只要注意将刀豆荚果煮得熟透，绝不会发生中毒现象。此法甚为实用，值得推广。

（本文曾得到云南省药检所主任药师杨竞生先生指教，在此深致谢

70

意。）

（原载于《实用中西医结合杂志》1994 年第 3 期）

（三）30 例乙型病毒性肝炎高胆红素血症临床疗效观察

1986 年 6 月—1988 年 6 月，我们分西医对照组和中西医结合治疗组，二组共治疗了 30 例乙型病毒性肝炎高胆红素血症，重点观察比较了两组患者血清胆红素消退的效果，现总结如下。

1. 临床资料

（1）病例选择：西医对照组和中西医结合治疗组患者皆住院治疗观察。临床分型按 1984 年南宁学术会议所制定的标准[1]。全部病例血清胆红素在 5~20mg/dl 范围内。西医对照组 15 例，其中男 14 例，女 1 例，年龄 19~61 岁，平均（40.20±11.08）岁；急性黄疸型肝炎 5 例；慢性活动性肝炎 7 例（其中重型 2 例）；瘀胆型肝炎 3 例；血清总胆红素超过 10mg/dl 以上者 7 例。中西医结合组 15 例，其中男 12 例，女 3 例，年龄 24~63 岁，平均（37.80±10.37）岁；急性黄疸型肝炎 6 例；慢性活动性肝炎 6 例（其中重型 2 例）；瘀胆型肝炎 3 例；血清总胆红素超过 10mg/dl 以上者 8 例。两组病例 HBsAg、抗 - HBc、HBeAg 均阳性。

（2）辨证分型：中西医结合组用药治疗前经临床辨证，肝胆湿热型 8 例，其中兼夹气滞血瘀 3 例；肝热脾虚型 3 例，其中兼夹气滞血瘀 1 例；肝肾阴虚型 2 例，均兼夹气滞血瘀；气滞血瘀型 2 例。西医对照组在用药治疗前亦进行临床辨证，肝胆湿热型 9 例，其中兼夹气滞血瘀 3 例；肝热脾虚型 3 例，其中兼夹气滞血瘀 1 例；肝肾阴虚型 2 例，均兼夹气滞血瘀；气滞血瘀型 1 例。

（3）观察项目：以血清总胆红素从用药治疗时的量降至基本正常（2mg/dl 以下）时所需的时间作为观察指标。本文病例用药治疗时血清总胆红素西医对照组为 6~20mg/dl，平均（11.73±5.193）mg/dl；中

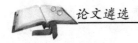
西医结合组为 5.2～20mg/dl，平均（11.93±5.298）mg/dl。

2. 治疗方法

西医对照组按本院常规治疗，即以口服维生素 C、复合维生素 B、齐墩果酸片，静脉滴注丹参、门冬氨酸钾镁。中西医结合组除应用西医对照组同类西药治疗外，再按中医辨证给服中药复方汤剂，每日 1 剂，分头煎、二煎 2 次服，每次服 200～250ml。服药期间，嘱患者少食肥甘厚腻及辛辣燥热食品。

3. 疗效分析

本文病例用药治疗后血清总胆红素降至基本正常时的天数，西医对照组为 15～97 天，平均（42.00±22.67）天；中西医结合组为 15～51 天，平均（26.80±9.45）天。经检查两组资料符合常态分布，由于方差不齐，采用校正 T 值法计算，t = 3.146，校正自由度 V = 19.389；再按孙宋氏公式[2]计算 T 的显著界限值，$t_{(0.01)} = 2.852$，故 $t > t_{(0.01)}$，则 $P < 0.01$。差异有非常显著性意义。说明消退黄疸的效果及速度，中西医结合组明显优于西医对照组。

4. 讨论

乙型病毒性肝炎高胆红素血症常是病情较重的标志，血清总胆红素不断上升或持续不降有时可发展为重症肝炎，治疗颇感棘手。所以，寻求和采用快速消退黄疸的药物和治法历来受到注目。我们在本文的中西医结合治疗组中观察到采用中西医结合治疗，血清总胆红素平均每日下降 0.3mg/dl 以上者 11 例，其中 0.6mg/dl 以上者 3 例，最高者为 0.65mg/dl，最低为 0.2mg/dl。同时发现 SGPT、TTT、ZnTT 等肝功能指标好转亦较快。而西医对照组中血清总胆红素平均每日下降 0.3mg/dl 以上者有 3 例，最高者为 0.4mg/dl，最低者为 0.1mg/dl，且 SGPT、TTT、ZnTT 等肝功能指标好转亦较缓慢。显而易见，中西医结合治疗乙型病毒性肝炎高胆红素血症与西医疗法相比较，具有利胆退黄效果显著、肝功能恢复亦较快的优点，值得大力推广。采用这一治疗方法对于缩短疗程、提高临床治愈率、减少重症肝炎发生率等均具有重要意义。

附：辨证分型证候表现及自拟方剂

1. 肝胆湿热型

目肤橘黄，身重体困，口苦口渴，纳呆呕恶，右胁胀痛，脘腹胀满，大便秘结，小便黄赤，舌质红苔黄腻，脉弦或滑数。自拟方剂：茵陈30g，龙胆草10g，生山栀15g，郁金10g，黄芩12g，半枝莲30g，陈皮10g，枳实12g，茯苓15g，生薏苡仁20g，赤芍20g，丹参20g，甘草6g。

2. 肝热脾虚型

目肤蜡黄，身倦乏力，口苦口渴，呕恶吞酸，右胁胀痛，纳差便溏，小便深黄，舌质淡红，苔薄白或薄黄腻，脉弦带数。自拟方剂：茵陈30g，黑山栀15g，郁金10g，平地木30g，吴茱萸6g，黄连6g，党参30g，干姜6g，白术15g，厚朴12g，炒薏苡仁20g，茯苓15g，鸡内金15g，甘草6g，红枣10g。

3. 肝肾阴虚型

目肤暗黄，两颊潮红，腰脊酸软，头晕耳鸣，咽干舌燥，腹部胀满，右胁或两胁隐痛，时有鼻衄、齿衄，大便干燥，小便短赤，舌质红绛少苔，脉沉细数。自拟方剂：茵陈30g，黑山栀15g，郁金10g，青蒿15g，生地30g，沙参20g，麦冬15g，当归15g，赤芍30g，丹参30g，枸杞子15g，女贞子15g，川楝子12g，香附12g，甘草6g。

4. 气滞血瘀型

目肤褐黄，面色黝黑，纳少腹胀，腹内有痞块，右胁或两胁刺痛，时有低热，或有鼻衄、齿衄，大便溏黑，小便短黄，舌质紫暗或有瘀点，脉沉细或沉涩。自拟方剂：茵陈30g，黑山栀15g，郁金10g，赤芍30g，丹参30g，桃仁10g，红花10g，川芎12g，当归15g，鳖甲30g，川楝子12g，延胡索15g，生山楂20g，枳壳15g，甘草6g。

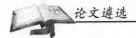

参考文献

[1] 病毒性肝炎防治方案（试行）. 中华内科杂志，1985，24（增刊）：52.

[2] 孙瑞元，等. 第五讲：均数的显著性检验——t 值法. 中西医结合杂志，1988，8（2）：127.

（本文于 1989 年 10 月在无锡召开的"上海经济区首届感染性疾病学术交流会"上交流。参与作者有邬惠君、王水南，储峰作指导。）

（四）中西医结合治疗术后粘连性肠梗阻 126 例

1979 年以来，笔者采用中西医结合治疗了 126 例术后粘连性肠梗阻患者，疗效满意，现报道如下。

1. 临床资料

（1）诊断标准：凡具备以下四项诊断要点，即可诊断为术后粘连性肠梗阻：①既往有腹部手术史；②腹痛腹胀、呕吐，排气排便停止；③肠蠕动亢进及气过水声；④X 线立位腹透或腹平片可见气液平面和扩张的肠腔。

（2）一般资料：本组 126 例患者中，男 82 例，女 44 例；年龄 15 ~ 73 岁，平均 40.5 岁；梗阻症状发生于术后 2 周以内者 56 例，2 周至 1 个月以内者 34 例，1 至半年以内者 15 例，半年至 1 年以内者 12 例，1 年以上者 9 例。其中伴感染发热者 26 例，轻度黄疸者 10 例。

2. 治疗方法

（1）西医治疗：采用对症支持等综合疗法。①禁食、补液、纠正脱水及酸碱平衡紊乱；②胃肠减压，连续吸出胃肠内积气积液；③感染发热及重症患者，加用抗生素控制感染。

（2）中医治疗：应用笔者导师、云南大理名中医朱仲德先生验方"解粘通腑汤"治疗。药用：柴胡 10g，枳实 20g，赤芍 15g，香附 15g，川芎 15g，厚朴 20g，大腹皮 30g，三棱 30g，莪术 30g，莱菔子 30g，桃仁 15g，红花 10g，大黄 15g。感染发热者，加黄芩 15g，生石膏 30g，地骨皮 20g，败酱草 30g，蒲公英 30g；伴黄疸者，加生山栀 15g，茵陈 30g，郁金 15g；气虚乏力者，加党参 30g，黄芪 30g；阳虚内寒者，去赤芍、桃仁，加炮附子 10g，肉桂 3g；阴虚内热者，去川芎、红花，加丹参 30g，生地 20g，知母 15g，黄柏 15g。每日 1 剂，水煎 3 次，每次取汁 100ml，混匀置保温瓶内，分早、中、晚 3 次于胃管内注入，注入后闭管 1.5 小时后开放。治疗观察时间最长为 5 日。梗阻解除后，将解粘通腑汤减去三棱、莪术、大腹皮、大黄，继续服用 2～3 日，以促进肠管功能恢复，防止梗阻复发。

3. 治疗效果

（1）疗效标准：①梗阻完全解除，腹痛腹胀消失，大便通畅，食欲正常为痊愈；②梗阻情况好转，腹痛腹胀减轻，大便正常，症状缓解为有效；③梗阻不能解除或症状反而加重，中转手术治疗者为无效。

（2）治疗结果：痊愈 96 例（76.2%），有效 18 例（14.3%），无效 12 例（9.5%），总有效率为 90.5%。

4. 体会

（1）笔者认为，术后粘连性肠梗阻的病理机制主要是瘀血阻滞，气机不畅。因本病发生于手术之后，手术时金刃创伤，产生瘀血，阻于经络脏腑之间，气血不畅，气机不利，故腹痛、腹胀，呕吐，排气排便停止。六腑以通为用，气血以畅为顺，故治疗本病的重要原则是行气活血、通利肠道。

（2）解粘通腑汤由柴胡、香附、枳实、厚朴、大腹皮、莱菔子等理气药和桃仁、红花、赤芍、川芎、三棱、莪术、大黄等活血化瘀药二类药物组成。合而用之，有行气活血、通里攻下之功。据现代中药药理研究证实，理气药具有缓解胃肠平滑肌痉挛、增强胃肠运动等药理作用；活血化瘀药具有改善血流动力学、血液流变学等药理作用。这为解

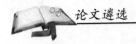
粘通腑汤有效地治疗术后粘连性肠梗阻提供了科学的理论根据。

（原载于《中国中医急症》1994 年第 6 期）

（五）中西医结合治疗急性胰腺炎 22 例

1988 年 10 月—1996 年 10 月，笔者在参加本院急诊科及外科会诊时，与西医外科同道一起应用中西医结合治疗急性胰腺炎 22 例，取得了满意的疗效。现报道如下。

1. 临床资料

本组病例西医诊断及疗效标准均参照《临床疾病诊断依据治愈好转标准》（中国人民解放军总后勤部卫生部. 北京：人民军医出版社，1987：134 - 135.）。其中男 15 例，女 7 例。年龄 28 ~ 54 岁，平均 44 岁。病因分析属于胆源性胰腺炎 16 例，酒精性胰腺炎 5 例，胃溃疡引起者 1 例。诊断属于水肿型 18 例，其中病情较轻者 12 例，较重者 6 例。出血坏死型 4 例。

2. 治疗方法

（1）西医治疗：水肿型：病情较轻者，开放饮食，以低脂、流质为宜，少食多餐。病情较重者，①减少胰腺分泌，采用禁食和胃肠减压。②止痛，用小剂量阿托品进行足三里穴位封闭，或用阿托品与度冷丁合并肌注。③合理补液，对呕吐剧烈和明显脱水者纠正水和电解质紊乱。④预防感染，应用一般剂量的青霉素或链霉素肌注。出血坏死型：①应用上述对水肿型的治疗方法。②早期应用抑制胰蛋白酶药物如抑肽酶等。③控制感染，给予广谱抗生素。④手术治疗，在内科治疗无效时，切开充分引流，将坏死胰腺组织和脂肪及感染渗出液等充分引出，以减轻毒素吸收。

（2）中医治疗：应用笔者验方清胰活血解毒汤治疗。主方：太子参、金钱草、丹参、蒲公英、炒延胡索各 30g，炒黄芩、郁金、姜半夏、赤芍、炒川楝子、木香各 15g，柴胡、甘草各 10g。此方适用于水肿型病情较轻者。若为水肿型病情较重者，则在上方中再加入金银花30g，生山栀、桃仁各15g，红花9g。若为出血坏死型，则将主方中赤芍重用至30~60g，再加入三棱、莪术、红藤、败酱草、半枝莲各30g，炒川连10g，生三七粉6g（分次冲服）。

以上均为水肿型（轻、重症）及出血坏死型的基本方。在具体治疗时，尚须根据患者不同体质、不同症状等进行加减。若有高热者，在各基本方中可加入生石膏、地骨皮各50g，水牛角片30g，青蒿、白薇各15g。舌苔黄腻，湿热盛者，去生山栀、炒川连，加入炒苍术、焦黄柏各15g，生薏苡仁30g。大便秘结者，加入生大黄10~15g（后下）。恶心呕吐重者，加旋覆花15g（包煎），生代赭石30g。腹痛剧烈者，加制乳香、制没药各6~9g，徐长卿30g。有黄疸者，加苦参20g，茵陈30g。大便溏泄者（非热结旁流）者去赤芍、桃仁、生山栀、炒川连、半枝莲，加入炒白术15g，淡干姜10g，必要时可加入炮附子5~10g。舌红口干、伤阴耗津重者，加石斛、北沙参各30g，生地20g。

上述方药每日1剂，水煎服，日服3次，每次150ml。亦可将药汤从患者留置的胃管内注入或保留灌肠。服用至症状、体征消失为止。

3. 治疗效果

本组22例中，治愈20例，好转2例，水肿型者平均住院12日，出血坏死型者45日。

4. 体会

目前，西医对急性胰腺炎的病因尚未十分了解。从临床实践看，本病大多数并发于肠道疾患，少数由于饮酒同时暴饮暴食等。中医认为，本病病因与热毒（湿热）、气滞、血瘀等有关，此三者常互相结合在一起，造成中焦阻塞不通，血脉运行不畅，脾胃升降失司，肝胆疏泄失常，从而出现"不通则痛"及发热、呕吐、腹胀、便秘等症状。故笔者在进行中医治疗时，针对上述中西医的病因病机，选择以清胆和胃的小柴胡汤为主方，加入剂量较重的清热解毒、活血化瘀、行气止痛、通

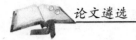
腑导滞类药物，组成量大力专的复方治疗，从而使中焦气机通畅，气血运行无阻，脾胃升降复常，肝胆疏泄条达，达到"通则不痛"，恢复脏腑气血的正常生理功能。

本病在中医学属温热病范畴，故患者须注意热病禁忌。《内经》云："病热少愈，食肉则复，多食则遗，此其禁也。"此即说明患了热病，不宜过早进食鱼肉荤腥，否则易致余热不清，病情反复。本组有1例因不听中医劝告，而听信他人所谓"吃黑鱼、甲鱼、猪脚汤和肉，能促进康复"之类的流言，一味贪食鱼肉鸡鸭，导致病情反复，再度发热、腹痛、腹胀而拖延病程，所以，中医的热病禁忌理论确有其科学道理，不可忽视。

（原载于《实用中医药杂志》1998年增刊）

（六）温阳败毒法治疗老年慢性感染性疾病举隅

随着人类平均寿命的不断提高和老年人口的不断增加，老年疾病，尤其是老年慢性病在医院日常诊疗工作中所占的比重也在同步增长。笔者近十年来在临床工作中对老年慢性感染性疾病的诊治做了较多的探索。其中，对老年肾阳虚而兼有慢性感染性疾病在应用西药抗感染等疗效不佳时，采用温阳败毒法为主治疗，效果显著。兹举四个验案于下，略谈点滴经验体会。

案一：慢性细菌性痢疾

王某，男，66岁，农民，门诊号23640。1985年11月15日初诊。自述三个月前因吃不洁梨子导致腹痛、里急后重、排脓血便，日二十余次。西医给服氯霉素、阿托品治疗一周后，症状、体征基本消失。但此后，大便时燥时溏，常附有少量黏液。最近症状加重，出现左下腹痛，大便日五六次，附有少量脓血，服西药氯霉素、抗痉合剂治疗一周余，效不佳，故求治中医。症见：形体消瘦，面色萎黄，形寒肢冷，素喜温热饮食，稍受寒则胃脘疼痛。左下腹胀痛，触摸有条索感，压痛较显，肛门滞紧，大便细软，有少量脓血夹杂。舌质淡胖，边有齿印，苔黄腻，脉沉细带数。实验室检查：大便常规：稀软便，少许脓血，镜检脓细胞＋＋，红细胞＋；大便培养有福氏痢疾杆菌生长。证属素体阳虚，湿热瘀毒蕴结大肠。治宜温阳散寒，清热燥湿，解毒化瘀。处方：炮附子10g，桂枝10g，炒党参30g，炒苍术15g，厚朴15g，黄柏15g，白头翁15g，生薏苡仁30g，败酱草30g，川黄连6g，炒白芍15g，丹参30g，木香12g，炒地榆15g，乌梅10g，甘草10g，大枣15g，鸡内金15g。连服20剂，上述症状、体征全部消失，每日大便一两次，大便镜检正常；停药三天后，连续三次（隔日一次）大便培养痢疾杆菌阴性。

案二：慢性胆囊炎

张某，女，67岁，退休工人，门诊号3417。1989年2月10日初诊。自述经常性右上腹胀痛三年余，每于吃油腻食品后即发。最近因到友人家赴宴，吃一些荤菜后，胀痛剧烈，伴恶心、呕吐，疼痛牵涉至右后腰及肩胛部。近二年来又患有风湿寒性关节痛，每受寒冷即发。平素惯喜热食，每吃生冷食物后会出现胃脘痛及腹泻。肚脐周围常有冷感，故用丝棉做成的肚兜常年包住腹部，不敢撤去，即使盛夏亦然，一旦撤下，即出现腹痛、泄泻。已四处求医年余，效果不佳，特来本院就诊。症见：面色萎黄，形体稍胖，右胁胀痛，痛引右肩背，口苦欲呕，食欲不振，大便溏薄，舌质淡红，边有齿印，苔微黄腻，脉沉细。证属素体阳虚，湿热蕴结胆府。治宜温阳散寒，清热燥湿，解毒消胀。处方：炮附子10g，桂枝10g，淡干姜10g，炒党参30g，炒苍术15g，炒黄芩15g，生薏苡仁30g，败酱草30g，蒲公英30g，金钱草30g，虎杖30g，鸡内金15g，生山楂30g，郁金15g，枳壳15g，炒川楝子15g，炒延胡索15g，炙甘草10g，大枣15g。连服上方15剂后，右胁痛及腹胀即消失，而后改用附桂理中丸及左金丸调治半月余，肚兜撤去，腹部不觉冷，关节痛亦消失。

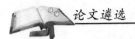
案三：慢性肾盂肾炎

叶某，女，67 岁，农民，门诊号 2613。1988 年 10 月 3 日初诊。自述三年前曾发生高热寒战，腰部酸痛，尿频尿急尿痛等症状。大队卫生室医生给服西药治疗后症状基本消失。但此后常反复发作，在乡卫生院屡服中、西药治疗终不能彻底治愈。近来又觉严重腰酸，出现尿频、尿液浑浊，故来就诊。症见：精神软弱，面色萎黄，形寒肢冷，泛泛欲呕，食欲不振，腰膝酸软，小便频数，尿液黄浊，大便溏薄，舌质胖嫩；苔白腻，脉沉细。实验室检查：尿常规白细胞 +，红细胞 1～2，蛋白微量。证属素体阳虚，湿热蕴结下焦。治宜温阳散寒，清热利尿，燥湿解毒。处方：炮附子 10g，淡干姜 10g，炒党参 30g，炒苍术 15g，焦六曲 15g，生薏苡仁 30g，败酱草 30g，凤尾草 30g，焦黄柏 15g，白茅根 30g，萹蓄 30g，蒲公英 30g，炒枳壳 15g，台乌 15g，茯苓 20g，甘草 10g。连服 20 剂后即精神旺，食欲增进，腰酸消失，小便正常，大便成形，再服 10 剂巩固疗效，随访一年余，未复发。

案四：慢性前列腺炎

赵某，男，69 岁，退休教师，门诊号 5307。1988 年 9 月 5 日初诊。自述近二年来经常出现腰骶部及会阴部坠胀疼痛，有时连及两侧腹股沟部位酸胀，伴尿频、尿痛感。经应用西药氟哌酸等治疗，症状缓解，但终不能治愈。近来外出旅游劳累后症状加重，已服氟哌酸治疗一周，效果不明显，故改投中医。症见：形体肥胖，精神委顿，食欲不振，腰酸肢软，平素畏寒，惯喜温热饮食。腰骶部坠胀疼痛甚，小便频数，尿道刺痒，排尿时疼痛，尿道口有白色分泌物，大便秘结，舌质淡胖，边有齿印，苔白腻，脉沉细带数。直肠指诊：前列腺如栗子大，纵沟不明显，表面有少许结节感，质地中等，弹性欠佳，压痛显著。前列腺液检查：脓细胞 +，卵磷脂小体少。证属素体阳虚，湿热瘀毒蕴结下焦。治宜温阳散寒，清热燥湿，解毒化瘀。处方：炮附子 10g，淡干姜 10g，炒党参 30g，炒苍术 15g，熟大黄 10g，焦黄柏 15g，生薏苡仁 30g，败酱草 30g，蒲公英 30g，瓦松花 30g，金银花 30g，王不留行 20g，萆薢 15g，石菖蒲 10g，荔枝核 15g，路路通 10g，甘草 10g，红枣 15g。先守方连服 20 剂，症状全部消失。而后给服乌梅丸 2 周，巩固疗效。随访 1 年未复发。

讨论与体会

1. 祖国医学认为，疾病固然有纯寒、纯热、纯虚、纯实之证，但多数表现为寒热错杂、虚实互现之阴阳紊乱证候。老年人由于肾脏亏损为其基本特点，所以老年病，尤其是老年慢性病，必然多表现为肾脏基础上的虚实互现、寒热错杂之证。上述病案的特点即患者年老体衰，素体（体质）为肾阳虚或脾肾阳虚，而又存在多种慢性感染性疾病。阳虚则见证有"虚"有"寒"，慢性感染性疾病又表现或"热"或"实"。故证见寒热错杂、虚实互现。治疗当温阳散寒与清热解毒并举，名为温阳败毒法。

2. 温阳败毒法治疗感染性疾病源于汉代张仲景在《金匮要略》中创制的薏苡附子败酱散。仲景以本方治疗肠痈脓成之证，方中重用苡仁排脓开壅利肠胃，轻用附子振奋阳气、辛热散结，佐以败酱破瘀解毒。近代有医家活用本方，重用附子剂量治疗阳虚而兼湿热之急性阑尾炎获佳效[1]，可谓温阳败毒之功耳。笔者在治疗老年肾阳虚而兼有慢性感染性疾病时，亦以本方为温阳败毒之基本方。并根据患者阳虚之轻重，脏腑之不同以及热毒之深浅和病证夹痰、夹湿、夹瘀等表现，于方中适当增加相应的温肾助阳、益气健脾类扶正药物和清热解毒、祛痰、化湿、消瘀等祛邪类药物，如此更能体现辨证施治，疗效益佳。

3. 近代药理研究证明，温阳类补益药具有提高机体的免疫功能、改善内分泌调节功能、改善骨髓造血功能、改善机体物质代谢、增强抗应激能力和调整阴阳平衡等作用[2]；清热解毒类中药具有抗菌、抗病毒、抗炎、解热、镇静等作用，还具有促进机体免疫功能，如增强白细胞和网状内皮系统的吞噬能力，提高非特异性免疫力，促进淋巴细胞转

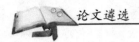
化率和抑制变态反应能力[3]。二类药物结合在一起，治疗老年肾阳虚而兼有慢性感染性疾病极具针对性，这是温阳败毒法疗效胜于目前西药疗效及单法（如清热解毒法或清利湿热法等）中药疗效之关键所在。

参考文献

［1］李克光，等．疮痈肠痈淫病脉证并治第十八．//金匮要略讲义．上海：上海科学技术出版社，1985.

［2］许士凯．治疗性功能障碍的中药及方剂．//性药学．上海：上海中医学院出版社，1989.

［3］王筠默，等．清热药．//中药药理学．上海：上海科学技术出版社，1985.

（原载于《抗衰老科学技术通讯》1991 年第 1 期）

（七）红舌黄腻苔从寒湿证治疗 17 例

1980—1994 年，笔者在参加院内外中医会诊时，遇 17 例红舌黄腻苔患者按湿（痰）热证治疗发生误诊，而按寒湿证治疗却获良效，现报道如下。

1. 一般资料

17 例均为慢性病患者，其中 12 例住院治疗，5 例在门诊治疗。男 11 例，女 6 例，年龄 22～72 岁，病程 2～20 年。病种为慢性支气管炎 2 例，慢性浅表性萎缩性胃炎 4 例，慢性肾小球肾炎 2 例，慢性乙型肝炎 3 例，慢性结肠炎 2 例，阳痿 1 例，原发性高血压病 1 例，冠心病 1 例，胃癌 1 例。全部病例所见舌象均为红舌黄腻苔，苔面少津，舌质无胖嫩。患者自觉口干口苦而腻，食不知味。各例曾由他医按湿（痰）热证选用黄连温胆汤、半夏泻心汤、小陷胸汤、小柴胡汤、清气化痰丸、龙胆泻肝丸、三妙丸等以清热祛湿（痰）为治，病情无好转，反而加重，黄腻苔不退，反见增厚，故从药效推测，本组病例为非湿

（痰）热证，是为寒湿（痰）证。

2. 治疗方法

选用平胃散（苍术、厚朴各 15g，陈皮、生姜、大枣各 10g，甘草6g）、二陈汤（姜半夏、茯苓各 15g，陈皮 10g，甘草 6g）为基础方做辨证加减论治。若黄腻苔难化者，苍术可重用至 30g；口干明显者加石斛、白茅根各 30g；胃腹疼痛者加木香、香附、荔枝核各 15g；食欲不振者加鸡内金、焦六曲各 15g；大便溏薄者加补骨脂、肉豆蔻、淡干姜各 10g；小便不利者加泽泻、车前子各 10g；咯痰清稀、量多者加白芥子、淡干姜各 15g，细辛 6g；心痛彻背者加檀香、薤白各 10g，延胡索30g；两胁胀痛者加八月札 20g，香附、苏罗子各 15g；肝脾肿大者加生三七粉 6g，地鳖虫 20g；性欲低下者加仙灵脾、胡芦巴、蛇床子、鹿角片各 15g；神疲气短者加党参或黄芪 30g；畏寒肢冷者加炮附子 10~30g（用至 20~30g 时，须用开水先煎 0.5~1 小时），肉桂 3~5g（后下）；头目眩晕者加天麻、白术、半夏各 15g。

3. 治疗结果

有效：服药治疗后黄腻苔退尽，食欲正常，病情好转或痊愈；无效：服药治疗前后无变化。结果 17 例全部有效。

4. 病案举例

黄某，男，60 岁，1992 年 10 月 15 日初诊。患原发性高血压病 5年，平素常服西药复方降压片控制血压。近年来发现自己舌苔黄腻，食不知味，故最近求治于某中医，辨为肝经湿热证，给服龙胆泻肝丸治疗1 周余，非但无效，反见血压居高不降，大便溏泄，黄腻苔增厚，病情加重，故慕名来诊。刻诊：形体稍胖，神疲乏力，头目眩晕，时有恶心，腰膝酸软，畏寒肢冷，大便溏泄，舌质红，舌上满布黄厚腻苔，苔面少津，脉弦滑。测血压为 28/16kPa（210/120mmHg）。证属脾肾阳虚，湿浊内阻（即寒湿证）。治宜温肾暖脾，燥湿化浊。方药：炒苍术、茯苓、生黄芪、灵磁石各 30g，厚朴、姜半夏、天麻、补骨脂、焦

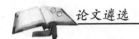
六曲各 15g，炮附子、牛膝、肉豆蔻各 10g，肉桂 4g（后下）。每日 1 剂，水煎服，日服 3 次，每服 200ml，停用复方降压片。患者连服上方 7 剂后，黄腻苔变薄渐退，舌尖面苔已正常，自觉头晕明显好转，食欲改善，测血压为 24/14kPa（180/105mmHg），守方再服 14 剂后，全舌面即现正常薄白苔，味觉亦恢复正常，诸症全消，测血压为 20/12kPa（150/90mmHg）。改投中成药香砂六君丸及右归丸连服 1 个月以巩固疗效。随访 1 年余，舌苔及血压均正常。

5. 体会

在中医药里，红舌、黄腻苔被认为是主湿（痰）热病证，如 1984 年版《中医诊断学》称"红舌，较淡红色为深的，甚至呈鲜红色，称为红舌。……主热证"。又谓"凡苔黄厚腻，多为痰热、湿热、暑温、湿温、食滞……"。《中国舌诊大全》云："红舌，主热证，或实热，或虚热。"又云："黄腻苔，苔黄为热，苔腻为湿、为痰、为食滞，故黄腻苔主湿热积滞，痰饮化热或食滞化热等证。"尚未见到教科书或专著明确提出红舌黄腻苔亦有主寒湿（痰）证者。故临证中，对红舌黄腻苔病证进行清热祛湿（痰）治疗属于常规治法。然万物均有一般与特殊之别，常规与非常规之殊，红舌黄腻苔亦不例外。从临证实践看，红舌黄腻苔主寒湿（痰）证并不少见，欲避免误诊误治，据笔者经验，应掌握 4 条原则，才能不为假象所迷惑，做到正确辨证。即一要四诊合参。望、闻、问、切四诊要综合参考，这是一条必须遵循的古训，不可单凭舌象或其他单项诊法进行辨证论治。如遇舌象与证情不符，就必须"合舌从证"。二要重视问诊。详细询问患者的病史，包括患病时日、寒热喜恶、渴饮与否、疼痛程度、二便变化、用药情况等。如畏寒肢冷便溏者属寒湿证。口渴喜热饮者及寒药治疗后致畏寒腹痛泄泻者均属寒证或寒湿证。三要注意阳气。心、肝、脾、肺、肾及胃、大肠等脏腑阳气的强弱与寒热辨证关系密切。如阳气有余或亢盛者属于阳热证，阳气不足或衰微者则属阴寒证或寒湿证。四要观察疗效。以药测证有较高的正确性，如用温热药治疗有效者，必属寒证，用寒凉药治疗有效者，必属热证。

（原载于《实用中医药杂志》1997 年第 4 期）

（八）养血增白汤（合剂）治疗癌症放、化疗致白细胞低下症 100 例

1988—1996 年，笔者对多种癌症患者因放、化疗所致的白细胞低下，采用自拟的养血增白汤治疗了 100 例，取得了良好疗效。现报道如下。

1. 临床资料

本组病例均为癌症患者，由于放、化疗导致外周血白细胞总数（连查 3 次）均 $< 4.0 \times 10^9/L$ 者。临床表现多见头目眩晕、神疲气短、心悸失眠、食欲不振、唇舌色淡、脉虚无力等。100 例中，住院治疗 39 例，门诊治疗 61 例。男 55 例，女 45 例。年龄最小 12 岁，最大 88 岁，平均 46.5 岁。血常规检查红细胞、白细胞、血小板三系全部低下者 12 例，红细胞、白细胞二系低下者 8 例，单纯白细胞低下者 80 例。白细胞总数 $< 2.0 \times 10^9/L$ 3 例，$(2.0 \sim 2.5) \times 10^9/L$ 25 例，$(2.5 \sim 3.0) \times 10^9/L$ 28 例，$(3.0 \sim 3.5) \times 10^9/L$ 30 例，$(3.5 \sim 3.9) \times 10^9/L$ 14 例。本组病例原发病癌症种类有肺癌（15 例）、食管癌（9 例）、胃癌（18 例）、肝癌（12 例）、大肠癌（12 例）、胰腺癌（5 例）、前列腺癌（1 例）、子宫颈癌（3 例）、乳腺癌（13 例）、骨肿瘤（2 例）、恶性淋巴瘤（2 例）、甲状腺癌（2 例）、鼻咽癌（2 例）、喉癌（2 例）、胆管癌（2 例）。放、化疗时已做过癌瘤手术治疗者 75 例，未做过手术治疗者 25 例。

2. 治疗方法

本组病例全部采用自拟的中药养血增白汤治疗，未加用西药或其他疗法。处方：炙黄芪、党参（或太子参）各 15 ~ 20g，鸡血藤、丹参、炒枣仁、仙鹤草各 20 ~ 30g，炒当归、枳壳各 10 ~ 15g，炙甘草 6 ~ 10g，

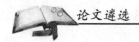
熟三七粉 6 ~ 9g（冲服）。若患者口干舌燥、心中烦热、大便干结者，加生山栀、炒黄柏、知母、麦冬各 10 ~ 15g，生地、石斛各 15 ~ 20g。畏寒肢冷、大便溏泄者，加仙灵脾、补骨脂、炒白术、菟丝子各 10 ~ 15g。恶心欲呕、食欲不振者，加姜半夏、鸡内金、旋覆花（包煎）各 10 ~ 15g，生代赭石 15 ~ 30g。胃腹疼痛较剧者，加木香、香附、荔枝核各 10 ~ 15g，八月札 20 ~ 30g。骨骼疼痛较剧者，加透骨草、徐长卿各 20 ~ 30g，骨碎补、寻骨风各 15 ~ 20g。睡眠不佳者，加柏子仁 15 ~ 20g，合欢皮、夜交藤各 20 ~ 30g。发热较高者，加柴胡、炒黄芩各 10 ~ 15g，地骨皮 20 ~ 60g，生石膏 20 ~ 60g，白薇 10 ~ 15g。鼻衄、齿衄、妇女月经过多者，加侧柏炭、焦山栀各 10 ~ 15g，茜草炭、茅根炭各 20 ~ 30g。每日 1 剂，水煎服，日服 3 次，每服 150 ~ 200ml。治疗中每周检查 1 次外周血白细胞，并观察红细胞、血红蛋白、血小板情况，记入观察表。2 周为 1 个疗程，最长治疗观察 4 个疗程。

3. 结果

（1）疗效判断标准：临床治愈：症状消失，白细胞总数增加至正常（4.0×10^9/L）以上，并较治疗前增加 1.5×10^9/L；显效：症状消失或好转，白细胞总数较治疗前增加 1.0×10^9/L ~ 1.5×10^9/L；有效：症状减轻，白细胞总数较治疗前增加 0.5×10^9/L ~ 1.0×10^9/L；无效：症状不减，白细胞总数较治疗前无增加，或增加 < 0.5×10^9/L。

（2）治疗结果：临床治愈 53 例（53%），其中服药 1 个疗程 3 例、2 个疗程 23 例、3 个疗程 11 例、4 个疗程 6 例。显效 17 例（17%），其中服药不满 4 个疗程 12 例，服满 4 个疗程 5 例。有效 14 例（14%），其中服药不满 4 个疗程 10 例，服满 4 个疗程 4 例。无效 16 例（16%），其中 12 例服药不满 2 个疗程，即因病情危重死亡；4 例因病情变化，中途转院。总有效率为 84%。

4. 讨论

（1）人体白细胞的主要功能是保护机体，抵抗外来微生物的侵害。

癌症患者在放、化疗过程中，因射线的物理性损伤及化学药物的毒性作用，常造成人体的白细胞减少，从而导致免疫力下降，直接影响对癌的治疗和患者生活质量的提高。所以，对癌症患者白细胞低下的治疗应予十分重视。

（2）中医学将本病归属于"虚劳"范畴，其主要临床表现多属气血两虚证，故笔者自拟的增白汤即针对气血两虚的病机而组方。方中炙黄芪、党参（或太子参）、黄精、山药等健脾益气固元气，炒当归、鸡血藤、丹参、炒枣仁等补血养心充营血，枸杞子、制首乌等滋肝益肾填真精，熟三七粉补血强壮疗虚损。合而用之，共奏益气养血、填精生血、强壮补虚之功。实践证明，本方不仅有"增白"（增加白细胞）效果，且对红细胞、血红蛋白、血小板也同时具有增加作用。

（3）现代中药药理研究表明，增白汤所选用的补益药具有提高机体免疫力（能增加外周血白细胞等），调节物质能量代谢，增强机体解毒功能，改善造血系统功能，强壮脑力和体力等作用。这为本方能治疗白细胞低下、提高机体抗病能力提供了科学的理论根据。

注：养血增白合剂于 1998 年获得上海市卫生局药政批准文号为"沪卫药剂 N（99）－006－（NH 中心）"。

（原载于《亚洲医药》1997 年第 8 期）

（九）肾移植患者的中医辨证论治

随着医药科技的进步和发展，目前，肾移植术已相当成熟，故接受肾移植术后的患者来中医门诊求医者亦逐渐增多。但时至今日，不少西医仍认为，肾移植患者长期服用西药免疫抑制剂以抗排异反应，而许多中草药具有增强和促进免疫功能，故不可服用中草药，否则会导致排异反应，使移植肾失活。许多中医亦因此而不敢对肾移植患者进行诊治。笔者通过临证实践，认为肾移植患者在长期服用免疫抑制剂的同时，是可以进行中医辨证论治的，而且疗效较好，并未发现有排异反应。兹举

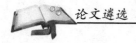
一典型病例于下。

顾某，女，退休干部。医保门诊病历号：S00315372。

患者于 2003 年 5 月发现患尿毒症，经过半年多血液透析治疗后，2006 年 1 月 11 日于本市某医院成功进行单侧肾移植。由于在术前患者曾有严重的肾性贫血，术后又尿量大增，故患者全身乏力，头目眩晕较甚，食欲不振，大便干结（素有习惯性便秘），伴有低热 37.8℃，巨细胞病毒抗体测定（＋）。于 1 月 17 日，请笔者进行中医诊治。症见：面色苍白，眩晕乏力，腰膝酸软，纳差便秘，尿量每日 4000～5000ml，舌质淡白，苔白腻，脉细数。体温 37.5℃。血常规示：WBC 3×10^9/L，RBC 3.2×10^{12}/L，Hb 85g/L，血肌酐由术前的 1100μmol/L 下降至 130μmol/L。

中医辨证：气阴（血）俱损，大肠燥热。

治　　法：益气养阴（血），清肠通便。

处　　方：生黄芪 20g，太子参 20g，当归 15g，枸杞子 20g，柴胡 10g，炒黄芩 15g，地骨皮 30g，白薇 10g，金银花 30g，马兰 30g，枳实 15g，丹参 30g，炒苍术 15g，焦黄柏 15g，生地 20g，熟大黄 15g，鸡内金 15g，甘草 10g。每日 1 剂，水煎服，日服 3 次，每次 200ml。不要与免疫抑制剂等西药同时服用，应间隔 1～2 小时。

随访：上方连服一个月后诸证明显好转，大便仍干燥不畅。再以原方略做加减服用至 3 月 25 日出院。出院时血常规示：WBC 4.5×10^9/L，RBC 4.3×10^{12}/L，Hb 118g/L。血肌酐 76μmol/L。巨细胞病毒抗体测定（－）。

患者出院后不久，血压升高至 180/90mmHg，血糖 7.2mmol/L。头晕较甚，乏力明显，轻微腰酸，大便略干燥。舌质淡白，苔黄腻，脉弦细数。查血常规及血肌酐正常。体温亦正常。

中医辨证：气阴两虚，肝肾不足，肝阳上亢，湿热内阻。

治　　法：益气养阴，滋补肝肾，平肝潜阳，清利湿热。

处　　方：黄芪 30g，太子参 30g，炒苍术 15g，焦黄柏 15g，生薏苡仁 30g，牛膝 15g，桑寄生 20g，枸杞子 20g，生地 20g，当归 15g，钩藤 30g，石决明 30g，炒黄芩 15g，炒川连 6g，熟大黄 15g，全瓜蒌 30g，石韦 30g，块滑石 20g，甘草 10g。3 日 1 剂，每剂连续水煎 3 次，共取汁 1200ml，置于冰箱内保鲜，每日温服 2 次，每次 200ml。

随访：上方连服 2 个月后，诸症明显好转，血压、血糖均恢复正常。大便基本通畅，血常规及肝肾功能均在正常范围。遂按上方略做加减，一直服用至 2007 年 1 月 12 日。

2007 年 1 月 15 日，当地感冒流行。患者外出不慎而感染，突起高热 39.5℃，头痛较剧，全身骨节酸痛，畏寒肢冷，鼻流清涕，咳嗽阵作，咯痰黄稠，胸闷不舒，大便干结。舌质红，苔黄腻，脉滑数。查血常规：WBC 6.7×10^9/L，N 77.9%，RBC 4.0×10^{12}/L，Hb 116g/L，血肌酐 87μmol/L。

中医辨证：气阴两虚，外感风寒，痰热壅肺（表寒里热证）。

治　　法：益气养阴，疏散风寒，清肺化痰。

处　　方：黄芪 20g，太子参 20g，防风 10g，川芎 10g，羌活 10g，柴胡 10g，炒黄芩 15g，姜半夏 15g，象贝母 15g，炒葶苈子 20g（包煎），地骨皮 50g，桑白皮 20g，鱼腥草 30g，半枝莲 30g，生薏苡仁 30g，光杏仁 10g，炒苏子 15g，白薇 10g，金银花 30g，鹅不食草 6g，车前草 30g，熟大黄 15g，芦根 30g，冬瓜仁 30g，甘草 10g，羚羊角散 0.6g（冲服）。每日 1 剂，水煎服，日服 3 次，每次 200ml。

随访：上方连服 5 剂后，患者热退神清，头痛、身痛消失，唯仍有咳嗽、咯痰。故以上方去防风、川芎、羌活、白薇及羚羊角散，再服 10 剂收功。

2007 年 2 月 6 日查血常规：WBC 5.0×10^9/L，N 64.7%，RBC 4.23×10^{12}/L，Hb 129g/L。血肌酐 59μmol/L。

目前，患者在长期不断服用新赛斯平环孢素、骁悉、强的松等抗排

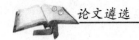
异西药的同时，继续服用益气养阴、滋补肝肾、清利湿热和活血化瘀类中药，病情一直稳定，心、肺、肝、肾功能正常。

体会：本例肾移植患者术后 1 年多来，在长期服用西药免疫抑制剂的同时，对其不时出现的并发症、新感症等一直按中医辨证施治理论服用中草药治疗，未发生过排异现象和其他不良反应。相反，患者因服用免疫抑制剂引起的口干舌燥、胃脘胀痛、烦热多汗、心悸失眠、大便干燥等副反应得到了有效防治。笔者认为，中草药含有多种化学成分，对人体作用表现为多环节、多层次、多通道、多靶点、多效应的整体作用，可见其作用机制是非常复杂的。如果简单地认为一些中草药因有增强和促进免疫功能的效果，用于肾移植患者就会抑制或消除西药免疫抑制剂的作用，诱发排异反应，危及患者生命，那是不符合事实的。本例患者的治疗过程就是一个明证。随着中草药药理研究的深入和临床治疗研究的发展，我们将会进一步认识到，一些中草药本身就具有抗排异的作用；一些中草药对人体的免疫功能具有双相调节的作用；一些中草药与西药免疫抑制剂结合应用，有增强抗排异的作用；一些中草药与西药免疫抑制剂结合应用，能防治西药的副作用。

在应用中草药对肾移植患者进行辨证治疗时，要注意避免使用对肾脏有损害的药物，诸如含有马兜铃酸的马兜铃、关木通、广防己、青木香、朱砂莲、天仙藤、细辛以及其他如补骨脂、草乌、蜈蚣、厚朴、苍耳子、使君子、威灵仙、山豆根等中草药。

有专家提出："对于肾移植术后无明显症状的患者，可借鉴女科'安胎'的治法方药，对预防和减少肾移植排异反应有较好疗效。"笔者以为此乃宝贵经验，值得推广。

（原载于《世界中西医结合杂志》2007 年第 7 期增刊）

（十）复方消斑汤治疗黄褐斑 36 例疗效观察

黄褐斑是由于皮肤黑色素的增加而形成的一种常见于面部呈褐色或

黑色素沉着性、损容性的皮肤病，好发于中青年女性。2002 年 3 月—2005 年 10 月，我们应用自拟的"复方消斑汤"治疗黄褐斑 36 例，取得了满意的疗效，现总结如下。

1. 临床资料

本病西医诊断依据为：①对称发生于颜面部，尤以两颊、额部、鼻、唇及颏等处为多见。②发病为慢性过程，常无自觉症状。③皮疹为黄褐色至暗褐色斑，大小不一，形状不规则，境界明显或模糊不清，邻近者倾向融合。36 例均为本院中医门诊患者，全部为已婚女性，年龄 25～52 岁，平均（37.61±7.50）岁。病程 0.5～3 年，平均（1.51±0.77）年。其中初诊者 8 例，经过中、西药外用治疗无效而来诊者 18 例，经过中、西药内服兼外用治疗无效而来诊者 10 例。患者中患不孕症者 3 例，慢性乙型肝炎 3 例，抑郁症 2 例，乳腺癌术后 2 例，肾癌术后 1 例。

2. 治疗方法

应用笔者自拟的"复方消斑汤"治疗。基础方：柴胡 10g，当归 15g，白芍 15g，白术 15g，茯苓 20g，党参 20g，白僵蚕 10g，白蒺藜 15g，白菊花 10g，枸杞子 20g，菟丝子 20g，香附 15g，桃仁 15g，红花 10g，甘草 10g。加减法：气血两虚明显者，加黄芪 20g，鸡血藤 20g；肝肾不足明显者，加桑寄生 20g，熟地 20g；冲任不调者，加山萸肉 15g，熟女贞 20g，旱莲草 20g；湿热下注者，去白术，加苍术 15g，黄柏 15g，生薏苡仁 30g，牛膝 15g，苦参 20g；肝火上炎者，加丹皮 15g，生山栀 15g；食欲不振者，加鸡内金 15g，生山楂 20g；阳虚寒重者，加炮附子 10g，淡干姜 10g；失眠多梦者，加炒枣仁 20g，柏子仁 20g，灵磁石 20g；大便秘结者，加枳实 15g，熟大黄 15g，冬瓜仁 30g。用法：①内服：每日 1 剂，连续水煎 3 次，每次取汁 150ml，混匀后分早、中、晚 3 次服完。②外用：将上述汤剂煎完后剩下之药渣再加水 1500ml 左右，煎出约 1000ml 药汤，置于盆中，待降温至 50℃左右时，用毛巾浸

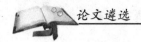
取药汤后热敷面部患处 10～15 分钟，每晚睡前 1 次，结束后用温清水洗净。1 个月为 1 个疗程，每疗程结束后统计疗效，最长治疗 3 个疗程。应用本方治疗期间，停用其他一切治疗方法。

3. 疗效标准

临床治愈：皮肤颜色完全恢复正常。好转：皮肤颜色大部分恢复正常，无新斑发生。无效：皮肤颜色有少许恢复正常或无明显变化。

4. 结果

临床治愈 24 例，占 66.67%，其中治疗 1 个疗程者 11 例，2 个疗程者 8 例，3 个疗程者 5 例。好转 9 例，占 25%，其中因故仅治疗 1 个疗程者 4 例，2 个疗程者 3 例，3 个疗程者 2 例。无效 3 例，占 8.33%，其中治疗 2 个疗程者 1 例，3 个疗程者 2 例。本组总有效率 91.67%。

复方消斑汤在治疗过程中未见不良反应。

5. 讨论

现代医学对黄褐斑的病因至今还不十分明确，主要与内分泌、阳光、遗传、肝病、肿瘤及药物等因素有关[1]。本病属于中医学的"黑皯""面尘""鼾黑皯黯"等范畴。《诸病源候论》云："五脏六腑十二经血，皆上于面。夫血之行俱荣表里，人或痰饮渍脏，或腠理受风，至气血不和，或涩或浊不能荣于皮肤，故发生黑皯。"《医宗金鉴》云："忧患抑郁，血弱不华，火燥结滞而生于面上，妇女多有之。"临证所见，本病多与肝、脾、肾三脏有关，证多虚实夹杂，总的病机为气血不足，瘀血阻络。"复方消斑汤"方中，柴胡、香附疏肝行气；党参、白术、茯苓、甘草健脾益气；枸杞子、菟丝子滋肝补肾；当归、白芍养血和营；桃仁、红花活血化瘀；白菊花、白蒺藜、白僵蚕祛风化痰。诸药合用，共奏疏肝健脾滋肾、益气养血化瘀、散风化痰祛斑之功效。由于方药切中本病病机，故获良好疗效。

现代中药药理研究证实，方中党参、白术、当归、白芍、枸杞子、菟丝子等补虚药能通过提高机体免疫功能以提高机体抵抗力和祛除病邪的能力；并能调节和促进核酸、糖、蛋白质、脂质等物质代谢和能量代谢；能调节内分泌系统及改善机体对内外环境的适应能力等[2]。白菊花、白僵蚕、白蒺藜等祛风化痰药具有调节皮肤、黏膜血管的功能和抑菌抗炎抗过敏等作用[3]。这为本方能治疗黄褐斑提供了科学的理论根据。

在应用本方治疗过程中除停用其他治法外，尤需注意的是：①不宜使用化妆品和没有疗效的保健品。②寒性体质不宜进食寒凉及肥甘厚腻食品，热性体质不宜进食辛辣燥热食品。③在强烈日光下或在化工、采矿等环境中作业时应佩戴必要的防护用品。

参考文献

[1] 禤国维，陈达灿，主编. 皮肤性病科专病中医临床诊治［M］. 北京：人民卫生出版社，2000：365.

[2] 王筠默，主编. 中药药理学［M］. 上海：上海科学技术出版社，1985：103.

[3] 刘大有，贡济宇，主编. 实用美容中药［M］. 北京：人民卫生出版社，1998：132，254，298.

（原载于《中华综合临床医学杂志》2007 年第 5 期）

（十一）复方消痘饮治疗寻常痤疮 50 例

笔者 2003 年 3 月—2006 年 3 月，应用经验方复方消痘饮治疗寻常痤疮 50 例，取得满意疗效，现总结如下。

1. 一般资料

50 例均为门诊患者。男 18 例，女 32 例；年龄最小 17 岁，最大 37 岁；病程最短 2 个月，最长 8 年。中医辨证[1]为肺经风热型（面部皮肤潮红，丘疹如刺，焮热疼痛，或伴有脓疱，轻度发痒，舌质红苔薄黄，脉细数）17 例，胃肠湿热型（皮疹密集，遍及颜面等处皮肤，红肿疼痛，兼见脓疱，伴有尿赤便秘，纳呆腹胀，舌质红，苔黄腻，脉滑数）

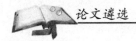
24 例，脾虚痰凝型（皮疹反复发作，色红不鲜，或兼有囊肿，纳呆便溏，神疲乏力，舌淡胖，苔薄白，脉濡滑）9 例。

2. 治疗方法

复方消痤饮药用金银花、丹参、生槐花、土茯苓各 30g，生地 20g，赤芍、炒黄芩、桃仁各 15g，紫花地丁、紫草根、红花各 10g，炒川连 5g。肺经风热型加地骨皮 30g，桑白皮、白鲜皮各 20g，枇杷叶 15g。胃肠湿热型去丹参、生地、炒黄芩，加生薏苡仁 30g，滑石 20g，炒苍术、焦黄柏、清半夏各 15g，甘草 10g。脾虚痰凝型去丹参、赤芍、生地、炒黄芩、炒川连，加党参 30g，茯苓、山药各 20g，白术、姜半夏、象贝母、昆布、海藻、厚朴各 15g，皂角刺 10g。每日 1 剂，连续水煎 3 次，每次取汁 150ml，混匀后分早、中、晚 3 次服完。煎剩的药渣再加水 1500ml，煎取 500ml 药汁，待温后用毛巾浸透药汁进行患部热敷，每日 1 次，每次 15 分钟，然后用温清水洗净患部。内服外用均 10 天为一疗程，连续治疗 3 个疗程后统计疗效。治疗期间忌食肥甘厚腻及辛辣燥热等食物，宜清淡饮食，保持情志舒畅。忌用肥皂（香皂）洗患处及化妆品外涂。每日可用淘米水（米泔水）洗脸，以祛除油脂、洁肤护肤。

3. 疗效标准[1]

临床治愈：皮损全部消退，症状消失，或留有色素沉着或瘢痕。好转：皮损消退 30% 以上，症状明显减轻。未愈：皮损及症状均无变化，或消退不足 30%。

4. 治疗结果

临床治愈 30 例（肺经风热型 13 例，胃肠湿热型 15 例，脾虚痰凝型 2 例），占 60%。好转 17 例（肺经风热型 4 例，胃肠湿热型 7 例，脾虚痰凝型 6 例），占 34%。未愈 3 例（胃肠湿热型 2 例，脾虚痰凝型 1 例）占 6%。总有效率 94%。

5. 讨论

寻常痤疮多因饮食不节，过食辛辣燥热、肥甘厚腻，肺胃湿热内蕴，瘀血阻络，兼感毒邪所致。复方消痘饮方中金银花、紫花地丁、紫草根清热解毒，黄芩、川连清肺胃热，土茯苓除湿解毒，生槐花、赤芍、丹参、生地入血凉血，桃仁、红花活血散瘀。加地骨皮、桑白皮、枇杷叶、白鲜皮增强清肺止痒之功，加苍术、黄柏、薏苡仁、半夏、滑石、甘草增强清热利湿之效，加党参、白术、茯苓、山药、象贝母、昆布、海藻、厚朴、皂角刺增强健脾化痰之力。全方清热解毒、活血通络，内服外用，可恢复皮肤的正常生理功能。药理研究证实[2]，清热解毒类中药具有抗炎、解热、抗菌、抗病毒等作用，除湿化痰类中药具有抗炎、镇静、祛痰、降脂等作用，活血化瘀类中药具有抗凝、解聚、溶栓、改善微循环等作用。因此，复方消痘饮治疗寻常痤疮疗效显著。

参考文献

[1] 上海市卫生局. 上海市中医病证诊疗常规［M］. 第 2 版. 上海：上海中医药大学出版社，2003：355，356.

[2] 马清钧，王淑玲. 常用中药现代研究与临床［M］. 第 1 版. 天津：天津科技翻译出版公司，1995：57，239，382，462，463.

（原载于《实用中医药杂志》2006 年第 10 期）

（十二）生脉饮口服液治愈产后气虚型尿潴留 2 例

1989 年，笔者在本院妇产科病房参加中医会诊期间，应用生脉饮口服液（《中国药典》1977 版党参方，黄山制药厂生产，规格 10ml × 10ml）治愈了 2 例较为难治的产后气虚型尿潴留患者，现报道如下。

例 1：邱女士，26 岁，农民，住院病历号 93424。初诊于 1989 年 6 月 26 日。主诉：产后小便不能自解第 6 天。患者于 1989 年 6 月 20 日滞产一胎，产后即小便点滴不出，经用热敷、肌注新斯的明等方法治疗无效，故留置导尿管排尿。刻诊：形体瘦小，精神软弱，面色不华，疲乏无力，声低息短，汗出较多，导尿前小腹胀急较甚，舌质淡，苔白，脉

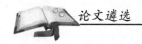
弦细，此乃滞产劳累伤气所致，治宜补气为主，予生脉饮口服液，日服三次，每服 50ml。患者服至第 4 次后，拔去导尿管，能自解小便，疲乏无力等症亦明显改善。

例2：吕女士，25 岁，干部，住院病历号 94934。初诊于 1989 年 8 月 21 日。主诉：产后小便滴沥不畅第 8 天。患者于是年 8 月 13 日剖腹产一胎，术中出血较多。产后即小便滴沥难出，应用针灸、热敷、肌注新斯的明等方法治疗无效，被迫留置导尿管排尿。刻诊：形体肥胖，精神萎靡，面色苍白，全身乏力，头晕目眩，少气懒言，整日卧床难动，汗出淋漓，导尿前小腹急胀。舌质淡，边有齿印，苔白，脉细弱。此乃产时失血较多，气随血耗所致，治当益气为主。用生脉饮口服液，日服三次，每服 60ml。患者服至第 5 次后，拔去导尿管，排尿通畅，余症亦明显好转。

体会：中医学认为，产后尿潴留常因气虚、肾虚、气滞所致。气虚者多由产时劳累伤气或失血过多、气随血耗，以致肺气虚弱，不能通调水道，下输膀胱引起。生脉饮口服液具有益气复脉、养阴生津之功，临床实践证明，用其治疗心、肺等气虚，效果较好。故笔者将其扩大运用于气虚型尿潴留。亦获奇效。

（原载于《中国农村医药》1993 年第 5 期）

（十三）强力缩尿饮治疗儿童遗尿症 40 例

儿童遗尿症为儿童常见病、多发病之一。1987—1997 年，笔者运用自拟的强力缩尿饮治疗了 40 例儿童遗尿症，疗效满意，现报告如下。

1. 临床资料

（1）诊断依据：①患儿睡眠较深，不易唤醒，每夜或间歇发生尿床，甚至一夜尿床数次。②发病年龄在 3 周岁以上。③尿常规及中段尿培养多无异常发现。④排除夜间癫痫发作及泌尿道畸形者。

（2）一般资料：40 例均为应用传统中药缩泉丸治疗 1 个月以上未

获效的门诊患儿。其中男 23 例，女 17 例。年龄 3 ~ 12 岁。病程最长 5 年，最短 1 年。致病诱因有受过惊恐、学业繁重而身心疲惫、父母离异失去良好照顾、家长不正确教养、营养不良和环境改变等。

2. 治疗方法

全部病例均采用自拟的强力缩尿饮治疗，未加用其他治疗方法。强力缩尿饮处方：党参、山药、莲子、鸡血藤、金樱子、鸡内金、桑螵蛸、枸杞子、菟丝子、覆盆子各 10 ~ 15g，芡实、煅龙骨、煅牡蛎各 15 ~ 20g。若心气虚明显者，加炙甘草、红枣各 10 ~ 15g，淮小麦 20 ~ 30g。中气虚明显者，加炙黄芪、白术各 10 ~ 15g。肾阳虚明显者，加补骨脂、益智仁各 10 ~ 15g，炮附子 3 ~ 6g。肺胃热盛者，去覆盆子，加生石膏 20g、知母 10g。肝经郁热者，去莲子、金樱子、覆盆子，加龙胆草、生山栀各 6 ~ 10g，生地 10 ~ 15g。每日 1 剂，连续水煎 3 次，每次取汁 100ml，置于保温瓶内，而后分早、中、晚 3 次服完。1 个月为 1 个疗程，服药 3 个月后判断疗效。

3. 疗效标准

治愈：能自控排尿。好转：基本可自控排尿，但夜晚仍偶有遗尿。未愈：不能自控排尿。

4. 治疗结果

治愈 29 例（79.5%），好转 10 例（25%），其中有 6 例为治疗 1 个疗程好转后自动停药，无效 1 例（2.5%），均服满 3 个疗程。总有效率为 97.5%。

随访：对治愈 19 例进行了随访，6 个月后复发者 1 例，再用原法治疗而愈。

5. 体会

中医认为，儿童遗尿症其病机多由于肾气不足，膀胱不能制约尿液所致。故补肾止遗是治疗本病的重要法则。然而，笔者从实践中观察到，本病临床表现有些较为复杂，常可见到在肾气不足的基础上，兼有

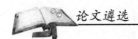
心、肺、脾、胃、肝等脏腑的病理表现，因而治疗时不可拘泥于补肾止遗一法。传统中成药缩泉丸由乌药、益智仁、山药组成，其治疗单纯肾气不足的轻症遗尿症效果尚好，但对临床表现复杂的较重而顽固的遗尿症效果则不佳。笔者自拟的强力缩尿饮则由益气补血、健脾滋肾、养心益智、止遗缩尿等多种功效的药物所组成，且临证应用时再进行辨证加减，实行针对不同脏腑气血病变的辨证用药与专以止遗缩尿的辨病用药相结合，故其疗效优于缩泉丸。

由于本病还有精神因素参与，故在用药治疗的同时，对一些患儿和家长进行宣传教育、解释疏导、消除其精神负担也很重要。同时指导家长为患儿建立合理的生活作息制度，避免过度劳累，科学安排睡眠，晚上尽量少饮水。对患儿要多加爱护和关怀，多进行劝慰和鼓励，切不可随意打骂、恐吓和惩罚。这些都有助于取得良好疗效。

（原载于《实用中医药杂志》1999 年第 9 期）

（十四）复方壮阳合剂治疗肝阳虚证阴茎勃起功能障碍 10 例

阴茎勃起功能障碍（erectile dysfunction，ED）属于男科常见病、多发病，临证以阳虚证 ED 为多，肝阳虚证 ED 是其中之一。笔者 2001 年 6 月—2002 年 6 月，应用独创的经验方"复方壮阳合剂"治疗了 10 例肝阳虚证 ED，同时，与应用右归丸治疗作随机对照的 8 例肝阳虚证 ED 进行了对比观察，现将治疗观察情况小结如下。

1. 临床资料

（1）一般资料：患者均来自我院中医男科专家门诊。病例选择成年男性（20～69 岁）功能性 ED，采用翻页数法将病例随机分为治疗组和对照组，治疗组 10 例，对照组 8 例。年龄：治疗组中 20～29 岁 1 例，30～39 岁 2 例，40～49 岁 3 例，50～59 岁 3 例，60～69 岁 1 例。对照组中 20～29 岁 1 例，30～39 岁 1 例，40～49 岁 2 例，50～59 岁 3 例，60～69 岁 1 例。病程：治疗组 < 1 年 1 例，1～2 年 2 例，2～3 年 3

例,3~4年2例,4~5年1例,>5年1例。对照组<1年1例,1~2年1例,2~3年2例,3~4年2例,4~5年1例,>5年1例。ED分级:根据勃起功能国际问卷(IIEF-5)[1]评分分级,治疗组重度3例,中度4例,轻度3例。对照组重度2例,中度4例,轻度2例。两组患者年龄、病程、病情分级比较差异均无显著性意义(P>0.05)。

(2)西医诊断标准:参照《阴茎勃起功能障碍》[2],1993年卫生部《中药新药临床研究指导原则》[3],根据病史、临床表现、体格检查、IIEF-5、NPT试验等情况进行诊断。

(3)中医诊断标准:参照《中医证候鉴别诊断学》[4],肝阳虚证主症:①阴茎不能勃起或举而不坚,②丸冷囊湿,③阴器萎缩。次症:①畏寒肢冷,②神疲乏力,③胁下作痛,④忧郁善恐,⑤舌淡苔白,⑥脉沉细弦迟,左关沉弱。凡具备以上主症2项和次症2项,即可诊断为肝阳虚证ED。

2. 观察指标及方法

(1)填写IIEF-5表:此为目前国际公认的诊断ED最重要的指标。根据问卷中阴茎勃起功能的5个问题,由患者在治疗前后分别独立回答。问卷中每一问题的回答均按5分制表示,5分为最好,1分为最差,0分为未尝试性交。勃起功能障碍轻度评分在12~21,中度在8~11,重度在5~7。

(2)症状积分法:将肝阳虚证的主症和次症按症状的轻、中、重三种程度,依次记为1、2、3分,无此症状或症状消失为0分,各症状得分之和为各项目之总积分。

(3)统计学处理:计数资料采用χ^2检验,计量资料采用t检验。

3. 治疗方法

治疗组应用笔者验方复方壮阳合剂治疗,每次30~50ml,每日3次,加温后口服。对照组应用上海中药制药一厂生产的右归丸(批号:010211)治疗,每日3次,每次9g,温开水送服。1个月为1个疗程,

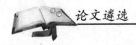
每疗程结束做疗效统计，共治疗观察 3 个疗程。

4. 治疗结果

（1）疗效判断标准：①临床痊愈：阴茎勃起坚硬有力，能进行满意的性生活，随访半年以上无复发，证候总积分减少≥90% 以上。②显效：阴茎勃起坚硬有力，大多数时候性生活满意，证候总积分减少≥70%。③有效：阴茎有时能勃起，勃起时性生活尚满意，证候总积分减少≥30%。④无效：阴茎不能勃起，其他症状略有改善或未见明显改善，证候总积分减少不足 30%。计算公式采用尼莫地平法：〔（治疗前积分—治疗后积分）/治疗前积分〕×100%。

（2）治疗后总疗效评定：治疗组 10 例中，临床痊愈 4 例（40%），显效 3 例（30%），有效 2 例（20%），无效 1 例（10%），总有效率 90%。对照组 8 例中，无临床治愈，显效 2 例（25%），有效 3 例（37.5%），无效 3 例（37.5%），总有效率 62.5%。两组疗效相比较，有差异显著性意义（$P < 0.05$）。说明复方壮阳合剂治疗肝阳虚证 ED 的疗效优于右归丸的疗效。

（3）IIEF－5 疗效：从阴茎勃起功能障碍改善情况来看，治疗组治疗后与治疗前相比，差异有非常显著性意义（$P < 0.01$）。对照组治疗后与治疗前相比，差异无显著性意义（$P > 0.05$）。治疗组治疗后与对照组治疗后相比，差异有显著性意义（$P < 0.01$）。说明复方壮阳合剂改善阴茎勃起功能障碍的疗效优于右归丸。见表1。

表1　IIEF－5 两组治疗前后疗效比较（$\bar{x} \pm s$）

组别	例数	治疗前得分（基线分）	治疗后得分
治疗组	10	8.60±3.06	20.80±2.94 * △
对照组	8	8.38±3.16	11.75±3.69 * *

与本组治疗前比较，*$P < 0.01$，**$P > 0.05$；与对照组治疗后比较，△$P < 0.01$

（4）中医证候疗效：除阴茎不能勃起症状外，从其他各临床症状的改善疗效来看，治疗组治疗后与治疗前相比，差异有非常显著性意义（$P < 0.01$）。对照组治疗后与治疗前相比，其中丸冷囊湿、阴器萎缩、畏寒肢冷、神疲乏力等差异有显著性意义（$P < 0.05$）。两组治疗后相比较，差异无显著性意义（$P > 0.05$）。说明除阴茎勃起功能障碍外，复方壮阳合剂和右归丸都有不同程度的改善其他临床症状的疗效。见表2。

表2　两组治疗前与治疗后积分比较（分，$\bar{x} \pm s$）

中医临床	治疗组		对照组	
症状	治疗前	治疗后	治疗前	治疗后
丸冷囊湿	2.10 ± 0.73	1.00 ± 0.93 * △	1.88 ± 1.08	1.37 ± 0.93 *
阴器萎缩	1.80 ± 0.79	0.80 ± 1.03 * △	1.75 ± 0.96	0.75 ± 0.70 *
畏寒肢冷	2.20 ± 0.78	0.40 ± 0.52 * △	2.00 ± 1.08	0.75 ± 0.69 *
神疲乏力	2.00 ± 0.82	0.40 ± 0.51 * △	1.88 ± 1.07	0.88 ± 0.95 *
胁下作痛	1.60 ± 0.70	0.40 ± 0.52 * △	1.63 ± 0.94	1.00 ± 0.92 * *
忧郁善恐	2.00 ± 0.83	0.70 ± 0.68 * △	2.00 ± 1.07	1.25 ± 0.94 * *

与本组治疗前比较，* $P < 0.01$，* * $P < 0.05$；治疗组治疗后与对照组治疗后比较，△ $P > 0.05$

5. 讨论

（1）ED的中医辨证以阳虚证为多，主要为肝阳虚、肾阳虚和脾肾阳虚3种。肝阳虚证ED相对少见，对其治疗的研究报道也不多。笔者积数十年临床经验，独创复方壮阳合剂通治阳虚证ED，疗效较满意。为了弄清本方对各类阳虚证ED的疗效，现选择肝阳虚证ED首先进行临床研究。从研究结果看，本方对肝阳虚证ED的总有效率达90%，而对照组右归丸的总有效率为62.5%，两组相比较，差异有非常显著性意义（$P < 0.01$）。从对诊断ED最重要的指标阴茎勃起功能障碍的改善效果看，复方壮阳合

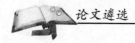
剂无论是本组治疗前后对比，还是对右归丸组治疗后对比，差异均有非常显著意义（$P < 0.01$）。说明壮阳合剂治疗肝阳虚证 ED 的疗效优于传统中成药右归丸。

（2）复方壮阳合剂由生黄芪、当归、首乌、红花、仙灵脾、胡芦巴、鹿角片、蜈蚣、狗肾粉等组成。现代中药药理实验研究证明[5]，本方组成药物对免疫系统功能有广泛的调节和增强效果，有确切的改善脂质代谢、降血脂、抗动脉硬化作用，对糖代谢有良好的影响，有明显的抗衰老作用，并对多种因年龄所致的生理功能及生化过程紊乱有较好的调整作用，对神经体液调节有明显影响，可促进下丘脑 - 垂体 - 肾上腺皮质、性腺及甲状腺功能。这些研究成果为本方治疗肝阳虚证 ED 提供了科学的理论根据。

参考文献

［1］郭应禄，主编. 阴茎勃起功能障碍［M］. 北京：北京医科大学出版社，1999：59.

［2］郭应禄，主编. 阴茎勃起功能障碍［M］. 北京：北京医科大学出版社，1999：56 - 80.

［3］中华人民共和国卫生部. 中药新药临床研究指导原则（第一辑）［S］. 北京：中华人民共和国卫生部制定发布. 1993：200 - 201.

［4］赵金铎，等. 主编. 中医证候鉴别诊断学［M］. 北京：人民卫生出版社，1987：103 - 105.

［5］王筠默，等. 主编. 中药药理学［M］. 上海：上海科学技术出版社，1985：101 - 116.

（原载于《中华临床与实用医学杂志》2006 年第 9 期）

（十五）固肾止泄汤治疗肾气不固型早泄 35 例

早泄为射精障碍之一，很多属于男性亚健康表现。笔者在长期的中医男科实践中，积累了些许经验，现把近3年（2010年3月—2013年3月）来应用自己的经验方固肾止泄汤治疗符合亚健康的35例早泄患者做一小结，报道如下。

1. 一般资料

共35例，均已婚，年龄22~50岁，平均（35.09±8.41）岁；病程2~24月，平均（12.57±7.22）月。早泄伴遗精者8例、伴阳痿者5例。实验室检查：尿常规均正常；前列腺液镜检无异常；内分泌检测血清睾酮值在正常范围。

西医诊断标准参照《男科专病·中医临床诊治》[1]：具有下列症状之一，且持续1个月以上者即可诊断：①阴茎未插入阴道或插入阴道时即出现射精；②阴茎在插入阴道后1分钟内，或抽动不超过15次即发生射精，致使性功能正常的妻子在性交中不能达到性欲高潮和性满足者。

中医辨证标准参照《中医证候鉴别诊断学》[2]：肾气不固主证：性欲减退，性交（入房，同房）早泄，精神萎靡，腰膝酸软，或伴阳痿，夜尿增多，舌淡苔白，脉沉弱。

2. 治疗方法

全部病例均应用固肾止泄汤加减治疗。处方：潼蒺藜20g，锁阳15g，益智仁15g，覆盆子15g，柴胡10g，当归15g，白术15g，白芍15g，茯苓15g，党参20g，黄芪20g，莲子肉15g，桑螵蛸20g，芡实20g，金樱子20g，山茱萸15g，煅龙骨30g，煅牡蛎30g，台乌15g，甘草10g，牛膝10g。每日1剂，连续水煎3次，每次取汁150ml，混匀后分早、中、晚3次温服。一个月为1个疗程，2个疗程后统计疗效。处方加减法：若有畏寒肢冷，大便软或溏薄者，上方去锁阳，加炮附子10g，干姜10g，补骨脂15g；若有阳痿者，加阳起石20g，蛇床子20g，露蜂房10g或狗肾粉10g（冲服），蜈蚣3条；若有虚烦失眠者，加炒枣仁20g，柏子仁20g，合欢皮30g。嘱咐患者：在药物治疗的同时要注

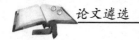
意精神调摄，节制房事；饮食上注意营养，忌烟酒厚味等。

3. 疗效标准

疗效评定参照《上海市中医病证诊疗常规》[3]：治愈：早泄次数每月少于 1 次，性生活满意；好转：早泄次数明显减少，已能同房；未愈：早泄次数未见减少，甚至加重。

4. 治疗结果

治愈 15 例，占 42.9%，好转 17 例，占 48.5%；未愈 3 例，占 8.6%；总有效率为 91.4%。

5. 病案举例

林某，男，30 岁，某公司白领。2008 年 5 月 15 日就诊。自述近半年来与妻子同房时经常发生早泄，阴茎尚未进入妻子阴道，即出现射精，有时发生阳痿，阴茎萎软难举，精神十分痛苦。曾到本市多家三级医院男性科检查，均诊为早泄，给服金锁固精丸、安定等中西药治疗，效果不佳，故来本院中医男科求医。刻诊：性欲减退，入房早泄，时有阳痿，精神萎靡，腰膝酸软，夜尿 3～4 次，舌质淡，苔白，脉沉细。证属肾气不固，治宜固肾止泄。方用固肾止泄汤加阳起石、蛇床子、露蜂房治疗 1 个月，即诸症若失，性生活非常满意。

6. 体会

中医学认为，精液的藏摄和疏泄有赖于心、肝、脾、肾等脏器的共同作用，故早泄的发生与心、肝、脾、肾等脏器的功能失调密切相关。病机多以肾虚为本，肝、脾、心功能失调为标。治疗早泄常以补肾为主，辅以疏肝、健脾、养心。笔者经验方固肾止泄汤处方由金锁固精丸、逍遥散、归脾汤三方加减而成。方中用加减金锁固精丸者，取其有补肾固精之功；用加减逍遥散者，取其有疏肝健脾之效；用加减归脾汤者，取其有补养心脾之力。综观全方，紧扣病机，方证合拍，故治疗早泄，疗效满意。

由于早泄的发生还往往与患者的心理、行为和生活方式有关，故在采取药物调治过程中，须告之患者有关注意事项和正确的心理、行为和生活方式等。诸如停止手淫习惯，戒除烟酒厚味，严禁吸毒性乱，消除性交紧张，克制性交仓促，避免劳累入房，节制房事活动，改善夫妻性爱，加强体育锻炼，学习性行为疗法等。让患者养成这些良好的心理、行为和生活方式乃至饮食习惯等，对治疗早泄、达到性事和谐具有很大的帮助，不可忽视。

参考文献

［1］江海身，陈志强. 男科专病·中医临床诊治［M］. 北京：人民卫生出版社，2000：215.

［2］赵金铎，张镜人，张震. 中医证候鉴别诊断学［M］. 北京：人民卫生出版社，1987：154－155.

［3］上海市卫生局. 上海市中医病证诊疗常规［M］. 上海：上海中医药大学出版社，2003：63－64.

（参加"第三次全国中华中医药学会亚健康分会大会"交流，2012年，昆明）

（十六）经验方前列清汤治疗慢性前列腺炎30例

慢性前列腺炎属于男科常见病、多发病，也是难治病之一。2009年5月—2012年5月，我们选择了当地临证较多见的30例中医辨证属于"脾肾阳虚兼精室湿热、瘀阻络脉"的患者，应用自己的经验方"前列清汤"进行治疗、观察，取得了满意的疗效，现总结如下。

1. 临床资料

（1）一般资料：30例均为就诊于我院中医男科专家门诊的患者。年龄23～60岁，平均（35.12±10.23）岁；病程0.5～5年，平均（2.15±1.31）年。全部病例均为已婚，并在院外接受过物理疗法或中、西药治疗。

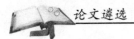
（2）西医诊断标准：参照《中药新药临床研究指导原则》[1]。①症状：分两类，一为下尿路刺激症状，二为炎性反应或反射性疼痛症状。表现为不同程度的尿频、尿急、尿痛、尿道灼热和尿道滴白，会阴部坠胀疼痛。②前列腺触诊：质地饱满或软硬不均，或有炎性结节，可有局限性压痛，大小可增大、正常或缩小。③前列腺液（EPS）镜检，WBC≥10个/HP（WBC 1＋~4＋）；卵磷脂小体减少或消失。凡具备①②③中的任何一项即可确诊。

（3）中医辨证标准：参考《中医证候鉴别诊断学》[2]。脾肾阳虚兼精室湿热、瘀阻络脉证的主症：①畏寒肢冷，②腰膝酸软，③大便溏泄，④会阴坠痛，⑤尿道灼热。次症：①尿频、尿急，②尿后滴沥，③尿道刺痛，④尿道滴白，⑤阴囊潮湿，⑥精神萎靡，⑦舌质淡红或紫黯，苔白腻或黄腻，⑧脉沉细涩。凡具备主症3项及次症3项者即辨证成立。

2. 治疗方法

应用经验方"前列清汤"治疗。处方主要药物：生黄芪、炮附子、淡干姜、炒苍术、焦黄柏、生薏苡仁、生山栀、草薢、土茯苓、瓦松、红藤、水蛭、甘草等。用法：①口服：每日1剂，清水浸泡1小时后连续煎煮3次，每次取汁150ml，混匀后分早、中、晚3次服完。②坐浴：将上述汤剂煎完后剩下之药滓再加水2000ml左右，煎出1000~1500ml药汤，置于盆中，待降温至45~50℃时行肛门坐浴10~15分钟，每晚睡前1次。治疗期间均停用其他治疗本病的方法和药物。同时嘱咐患者戒烟限酒，禁食辛辣燥热及肥甘厚腻之品，防寒保暖，避免过度疲劳，不宜久坐或久骑自行车等。观察治疗1个月后统计疗效。

3. 观察方法

采用症状积分法，即观察治疗前后症状积分的变化。将各种症状（体征）按照发生的频率、程度、数量大小及临床表现的特点分为无、轻、中、重4级，分别记为0、1、2、3分。EPS白细胞0~9个/HP

（或 WBC －）为 0 分，10～19 个/HP（或 WBC 1＋）为 1 分，20～29 个/HP（或 WBC 2＋）为 2 分，30～39 个/HP（或 WBC 3＋）为 3 分，≥40 个/HP（或 WBC 4＋）为 4 分。计算治疗前后的中医症状（体征）总分减分率，判定疗效。其计算公式如下：减分率＝（治疗前总分—治疗后总分）/治疗前总分×100%。统计学方法，计量资料采用 t 检验，等级顺序型资料采用 u 检验。

4. 治疗结果

（1）疗效标准：临床痊愈：症状、体征、前列腺压痛等较治疗前积分减少≥90%，EPS 白细胞数检查连续 2 次以上正常。显效：症状、体征、前列腺压痛等较治疗前积分减少≥60%，＜90%；EPS 白细胞数较治疗前减少≥50%。有效：症状、体征、前列腺压痛等较治疗前积分减少≥30%，＜60%；EPS 白细胞数较治疗前减少≥30%。无效：症状、体征、前列腺压痛等较治疗前积分减少＜30%，EPS 白细胞数较治疗前减少＜30% 或无变化。

（2）结果：总体疗效：临床痊愈 8 例，显效 8 例，有效 10 例，无效 4 例，愈显率 53.33%，总有效率 86.67%。中医症状（体征）积分变化：治疗前总积分（18.52±9.33），治疗后总积分（6.59±7.92），两者比较差异有非常显著性意义（$P < 0.01$）。EPS 白细胞治疗前后积分变化比较差异有非常显著性意义（$u = 3.39$，$P < 0.01$），表明经验方"前列清汤"治疗慢性前列腺炎有显著的临床疗效。

5. 体会

慢性前列腺炎多归属于中医的"淋证""精浊""白淫"等范畴，其病位在肾、膀胱和精室，病机多为寒热错杂、虚实互现，治疗颇为棘手，故本病为中、西医疑难病之一。本组病例中医辨证属"脾肾阳虚兼精室湿热、瘀阻络脉"，其病机为整体脾肾阳衰，气化障碍；局部精室（包括膀胱）湿热内蕴，久而导致络脉瘀阻，形成络病。"络病是多种临床疑难杂症共同的发病环节，是恶性病理循环的中介……络病大多

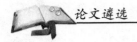
起病隐匿，发展缓慢，病情缠绵，难以速愈。"[3]此即本病难治的重要原因。

"前列清汤"处方，以黄芪、附子、干姜温肾健脾祛寒；苍术、黄柏、薏苡仁、土茯苓清热燥湿利湿；生山栀、瓦松、红藤清热凉血解毒；水蛭、牛膝活血化瘀通络。全方寒热并用，补泻同施，具有温补脾肾、清热利湿、解毒化瘀之功，切中上述病机特点。现代中药药理研究证实[4]，附子具有增强免疫功能、改善微循环和消炎止痛作用；黄芪能明显增强非特异性免疫和提高机体抗病能力；黄柏、山栀、红藤、瓦松等具有抗菌、抗病毒，抑制变态反应的炎症，增强白细胞或网状内皮系统的吞噬作用；萆薢、苍术、苡仁等具有利尿通淋、祛湿镇痛等作用；水蛭具有明显的抗凝血和扩张血管、改善微循环的作用。这些研究成果为前列清汤治疗慢性前列腺炎取得显著疗效提供了科学的理论根据。

参考文献

[1] 郑筱萸. 中药新药临床研究指导原则 [M]. 北京：中国医药科技出版社，2002：168 - 172.

[2] 赵金铎，张镜人，张震. 中医证候鉴别诊断学 [M]. 北京：人民卫生出版社，1989：175，199.

[3] 吴以岭. 中医络病学说与心脑血管病 [M]. 北京：中国科学技术出版社，2001：2.

[4] 马吉祥. 实用临证中药手册 [M]. 北京：人民军医出版社，1996：45，126，186，307，347.

（原载于《中医药治疗疑难病经验荟萃》2014 年 3 月第 1 版，中华国际科技出版社）

（十七）中药治愈解脲支原体感染致不育 2 例

笔者于 1991 年对 2 例解脲支原体感染所致男性不育患者，采取中医辨证论治的方法获得了满意的疗效，现报告如下。

1. 精室湿热夹瘀

陈某，29 岁，工人，1991 年 8 月 14 日就诊。结婚 5 年不育，其妻无影响生育疾患。经本市某医院做精液检查：液化时间＞2h，精子密度 15×10^9/L，活动率 0.35，畸形率 0.20，活动力Ⅰ级，WBC（＋＋），解脲支原体培养（＋）。经应用四环素、强力霉素等治疗一月余，效不佳，复查精液无改善，解脲支原体培养仍阳性，故来本院中医男科求医。刻诊：头重身困，排尿不畅，余沥不尽，腰骶部酸痛，少腹坠胀，阴囊多汗，小便黄赤，大便干结。舌红、尖边有瘀点、苔黄腻，脉濡数。证属精室湿热夹瘀，治宜清热利湿化瘀。处方：苍术、川楝子、山栀子、黄柏、泽泻各 15g，生薏苡仁、丹参、败酱草、蒲公英、石韦、瓦松各 30g，桃仁、牛膝各 10g，制大黄、红花各 6g。本方先后加减共服 30 剂后，上述症状全部消失。复查精液：解脲支原体培养阴性，其他各项异常指标亦恢复正常范围。随访获悉，其妻于 1992 年 10 月已顺产一健康男婴。

2. 脾肾阳虚兼精室湿热夹瘀

郑某，27 岁，小学教师，1991 年 10 月 12 日就诊。结婚 3 年不育，其妻无影响生育疾患。经本市某医院做精液检查：液化时间＞2h，精子密度 18×10^9/L，活动率 0.40，畸形率 0.25，活动力Ⅰ级，WBC（＋），解脲支原体培养（＋）。经应用西药四环素、红霉素等治疗一月余，效不佳，复查精液改善不显，解脲支原体培养仍阳性，故转本院中医男科治疗。刻诊：头晕目眩，全身乏力，食欲不振，腰间发冷，手足不温，会阴部坠胀，尿道刺痒，排尿不畅，尿后滴白，小便黄赤，大便不成形。舌淡胖边有齿印、尖微红有少量瘀斑、苔白腻微黄，脉细涩。证属脾肾阳虚兼精室湿热夹瘀，治宜温肾暖脾兼清热利湿化瘀。处方：炮附子、牛膝各 10g，仙灵脾、苍术、黄柏、泽泻、泽兰、补骨脂各 15g，菟丝子 20g，党参、败酱草、瓦松、蒲公英、石韦各 30g，红花

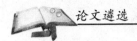
6g。本方先后加减共服 40 剂后，上述症状完全消失。复查精液：解脲支原体培养阴性，其他各项异常指标均恢复正常范围。随访获悉，其妻于 1992 年 12 月已顺产一健康女婴。

3. 体会

解脲支原体感染可使精液液化不良，精子数量减少，精子活动率和活动力降低，畸形率增高，从而导致不育。故此类不育症治疗的关键是抗感染。一般认为，四环素族抗生素对支原体感染有较好疗效。但临床实践中发现，其对解脲支原体感染往往疗效欠佳，可能与抗生素不易透入病变部位（如前列腺等）及解脲支原体产生耐药性有关。上述中医辨证论治方药具有扶正祛邪和整体调节作用，能达到抗菌消炎、改善微循环、增强免疫功能等综合目的，且感染微生物也不易对中药产生耐药性，故中药治疗解脲支原体感染疗效显著，值得重视。

（原载于《新中医》1994 年第 3 期）

（十八）中西医结合治疗血精 22 例

1990 年以来，笔者在中医男科临证工作中，采用中西医结合的方法治疗了 22 例血精患者，取得了满意的疗效，现报告如下。

1. 临床资料

（1）一般资料：22 例血精患者均经肉眼观察精液为红色、常规镜检发现满视野红细胞而确诊。年龄 16～63 岁。未婚 6 例，已婚 16 例。有过度手淫史（每日 2 次以上）者 7 例，有不洁性交史者 6 例。从事个体职业或自由职业者 9 例。血精初发者 15 例，反复发作 2 次以上者 7 例。经西药抗感染及止血治疗，效果不佳而改投中医者 5 例。肛门指诊全部病例精囊部位都有触痛或明显触痛，同时伴有前列腺肿大而有触痛者 11 例。

（2）辨证分型：①精室湿热型 8 例，症见精液色红稠黏不化，少腹不适，睾丸坠痛，小便涩痛，舌质红，苔黄腻，脉滑数。②阴虚火旺型7例，症见精液色红，射精疼痛，腰膝酸软，心烦失眠，口苦咽干，小便热痛，舌质红，苔薄黄，脉细数。③气不摄血型5例，症见精液淡红，头目眩晕，神疲乏力，心悸气短，性欲减退，舌质淡，边有齿印，苔白，脉细。④寒热错杂型2例，症见精液色暗红，畏寒肢冷，腰膝酸软，少腹不适，阴囊坠胀，大便溏薄，小便涩痛或尿道灼热，舌质淡胖，舌尖微红，苔白腻微黄，脉沉细。

2. 治疗方法

全部病例均采用辨病与辨证相结合的中药复方，煎汤内服并肛门坐浴治疗，未加用西药和其他疗法。①精室湿热型：治以清利湿热，凉血止血。处方：加味四妙散。炒苍术、焦黄柏、怀牛膝、焦山栀、侧柏炭、大小蓟各15g，泽泻、车前子（包煎）、苦参各20g，生薏苡仁、茜草炭、藕节炭、金银花、蒲公英、瓦松各30g，甘草10g，生三七粉4g（分次冲服）。大便干结者，加生大黄10g（后下）；气虚明显者，加太子参30g。②阴虚火旺型：治以滋阴降火，凉血止血。处方：加减知柏地黄汤。知母、焦黄柏、丹皮炭、侧柏炭、焦山栀、怀牛膝、大小蓟各15g，生地炭、泽泻、茯苓、苦参各20g，茜草炭、金银花、蒲公英、瓦松、石斛各30g，甘草10g，生三七粉4g（分次冲服）。大便干结者加生大黄10g（后下）；气虚明显者，加太子参30g；血热明显者，加赤芍30g。③气不摄血型：治以健脾益气，佐以止血。处方：加减补中益气汤。升麻、柴胡、怀牛膝、炙甘草各10g，当归、白术、失笑散（包煎）各15g，山药、苦参各20g，生黄芪、党参、仙鹤草、藕节炭、白茅根、金银花、蒲公英、瓦松各30g，生三七粉4g（分次冲服）。血虚明显者，加鸡血藤30g；阳气虚弱者，加仙灵脾、巴戟各15g。④寒热错杂型：治以温寒清热佐以止血。处方：加减乌梅汤。炮附子6g，淡干姜、炙甘草各10g，炒白术、炒苍术、焦黄柏、怀牛膝、大小蓟各15g，山药、苦参各20g，生薏苡仁、仙鹤草、藕节炭、蒲公英、金银花、瓦松、党参各30g，生三七粉4g（分2次冲服）。

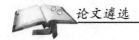
以上方药每日 1 剂，连续水煎 3 次，每次取汁 300ml，并入保温瓶内，日服 3 次，每服 150ml，剩下的 450ml 再加入适量开水作肛门坐浴，每晚 1 次。7 日为 1 个疗程，最多治疗 3 个疗程。

3. 治疗结果

（1）疗效判断标准：治愈：精液镜检无红细胞。有效：精液镜检红细胞 + ~ + +。无效：精液镜检红细胞超过 + + +。

（2）结果：本组 22 例中，治愈 17 例（77.3%），其中用药 1 个疗程者 5 例，2 个疗程者 9 例，3 个疗程者 3 例。有效 4 例（18.2%），其中用药 3 个疗程者 3 例。1 例在用药 2 个疗程明显好转后未再来诊。无效 1 例（4.5%），本例用药 3 个疗程后，精液镜检红细胞为 + + + +，后经外院确诊为精囊结核。

（3）对 13 例治愈者曾做过随访，其中在 6 个月后复发者 2 例，复发原因为不洁性交。1 年后复发者 4 例，其中 2 例复发原因为尿路感染，1 例为过度手淫，1 例为不洁性交。

4. 讨论

现代医学认为，血精的发生与精囊炎、前列腺炎有关。本组病例肛门指诊发现精囊部位均有触痛或明显触痛，半数病例还有前列腺肿大及触痛，也证明了精囊和前列腺炎症是引起血精的主要原因。中医认为，本病的发生或由于湿热下注，热郁下焦，伤及血络；或阴虚内热，热入精室，血络被灼；或辛劳过度，气血两虚，统摄失职；或脏寒腑热，寒热错杂，热灼血络等原因所致。故笔者治疗本病采取辨病与辨证、中西医相结合进行组方用药。辨病用药是针对精囊或前列腺炎症，选用经现代中药药理研究证实具有抗菌消炎及止血等作用的金银花、蒲公英、瓦松、苦参、生三七粉以清热解毒、消肿止血。辨证用药是针对湿热、阴虚、气虚、寒热错杂等不同病因病机，采用加味四妙散以清利湿热、加减知柏地黄汤以滋阴降火、加减补中益气汤以健脾益气、加减乌梅汤以温寒清热。实践证明，根据中西医理论组成的上述方药治疗血精，疗效显著，值得推广。

（原载于《河北中西医结合杂志》1996 年第 4 期）

（十九）川芎天麻汤治疗血瘀型偏头痛 30 例

1999 年 5 月—2009 年 5 月，笔者应用自己的经验方川芎天麻汤治疗血瘀型偏头痛 30 例，取得了良好的疗效，现总结如下。

1. 临床资料

30 例均为我院中医科门诊患者。男 11 例，女 19 例。年龄 25～45 岁，平均 32.5 岁。病程 6～24 个月，平均 10.5 个月。单侧偏头痛 21 例，双侧 9 例。普通型 19 例，眼型 7 例，椎基底动脉型 4 例。12 例在头痛发作时做脑血流图检查，发现 8 例的头痛侧血管呈收缩状态、4 例呈扩张状态。18 例脑电图检查中，有 13 例异常。8 例颅脑 CT 扫描未见明显异常。11 例有家属遗传史，且均为女性。

西医诊断依据：参照《临床疾病诊断依据治愈好转标准》[1]。①头痛呈发作性，表现为一侧或双侧的搏动性痛，一般不超过 24 小时，个别可长达数日。②多由劳累、情绪因素和月经来潮等诱发。③发作时常伴有明显的自主神经症状（如面色苍白、冷汗、恶心、呕吐等）。④分型：A. 普通型者仅有上述症状。B. 眼型者头痛发作前有黑蒙、闪光、暗点、弱视等先兆，为时数分钟或数十分钟。C. 椎基底动脉型者有眩晕、耳鸣、吞咽及构音障碍，咽部异物感等先兆。

中医辨证标准：参照《中医症状鉴别诊断学》[2]。血瘀型偏头痛：病程较长，痛有定处，其痛如刺，健忘心悸，妇女有月经失调，舌质紫暗或有瘀斑，脉弦或沉涩。

排除标准：①不符合中西医诊断依据、标准；②青光眼；③椎基底动脉供血不足；④癫痫；⑤颅内动脉瘤等。

2. 治疗方法

应用笔者经验方川芎天麻汤治疗。处方：川芎 60g，天麻 15g，当

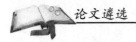
归 15g, 水蛭 6g, 全蝎 6g, 柴胡 10g, 香附 15g, 甘草 10g。每日 1 剂，清水浸泡 1 小时后连续煎煮 3 次，每次取汁 150ml，混匀后分早、中、晚 3 次，餐后半小时温服。10 日为一疗程，连续治疗 2 个疗程后观察疗效。

3. 疗效标准

参照《临床疾病诊断依据治愈好转标准》[1]。治愈：头痛发作控制，短期内无复发。好转：头痛发作减少或减轻。

4. 治疗结果

治愈：18 例（60%）；好转：12 例（40%）。

5. 讨论

偏头痛在中医学和现代医学里都有此病名。中医学又称其为"偏头风""头角痛"和"额角上痛"[3]；现代医学将其归入"头部血管舒缩功能障碍引起的头痛（功能性头痛）"[4]。本病是反复发作的一侧搏动性头痛或两侧搏动性头痛（血瘀型以刺痛为主），为常见病、多发病。多见于青壮年，尤其是青年女性。临床治疗较为棘手，目前尚无理想的根治办法。中医药治疗有较好的疗效，比之西医具有独特的优势。

本组病例均为血瘀型偏头痛，其病机多由气郁致血瘀，或病程较长则久病入络，瘀阻脑络。头痛特点为痛处固定，痛如针刺。治疗原则为活血祛瘀。川芎天麻汤中，川芎能"上行头目"（《本草汇言》），具有行气、活血、止痛三重作用，为君药，其剂量重用至 60g，乃笔者经验，取其量大力宏也。天麻通络止痛，当归活血止痛，水蛭破血祛瘀，共为臣药。香附理气止痛，全蝎熄风止痛，共为佐药。柴胡用其引经，甘草以作调和，共为使药。诸药合用，共奏理气解郁、活血化瘀、通络止痛之功效。

现代中药药理研究证实，川芎、当归、水蛭等活血化瘀药具有改善微循环、调节全身或局部血液循环的作用，尤其川芎对脑的微循环改善更为显著；还能改善血液的"黏、聚、滞"状态而具有抗凝和溶解血栓等作用[5]。天麻、全蝎等平肝熄风药，具有降压、镇静、催眠、抗癫痫、抗惊厥等作用，尤其两者均有较强的镇痛作用[6,7]。香附等理气药，对中枢神经系统具有镇痛作用和抗菌抗炎等作用[8]。显而易见，上述药理作用为川芎天麻汤治疗血瘀型偏头痛能取得良好疗效提供了科学的理论根据。

参考文献

［1］孙传兴．临床疾病诊断依据治愈好转标准（2版）［M］．北京：人民军医版社，1998：219.

［2］赵金铎，张镜人，张震．中医症状鉴别诊断学［M］．北京：人民卫生出版社，1985：92.

［3］赵金铎，张镜人，张震．中医症状鉴别诊断学［M］．北京：人民卫生出版社，1985：91.

［4］高尚社，秦东风，元旭红，等．常见疑难病中西医诊治精要［M］．北京：民族出版社，2000：67.

［5］马清钧，王淑玲．常用中药现代研究与临床［M］．天津：天津科技翻译出版公司，1995：382 – 383.

［6］王筠默，姜名瑛．中药药理学［M］．上海：上海科学技术出版社，1985：95.

［7］国家中医药管理局《中华本草》编委会．中华本草［M］．上海：上海科学技术出版社，1998：2391.

［8］马吉祥．实用临证中药手册［M］．北京：人民军医出版社，1996：242 – 243.

（原载于《中华特色医疗研究杂志》2014 年第 12 期）

（二十）超大剂量重用苍术治疗顽固性湿浊证 2 例

1. 唐某，男，54 岁。2012 年 3 月 15 日初诊。自述有慢性浅表性胃炎史 5 年余。近 3 年来，舌面积聚很厚一层灰白色黏腻物，十分难受。

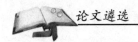
每日晨起刷牙时使劲刷刮黏厚物极难刷净，至下午又恢复原状。服过不少中成药和西药，均未见效。刻诊：神疲乏力，腰膝酸软，畏寒肢冷，脘腹胀满，时有隐痛，经常嗳气吞酸、恶心欲呕，食不知味，大便溏薄。舌质淡，边有齿印，舌苔灰白，异常厚腻，以压舌板刮之，见腻苔足有 2mm 厚，脉弦细。

西医诊断：慢性浅表性胃炎。

中医辨证：脾肾阳虚，寒湿内阻。

治　　法：温肾健脾，燥湿祛寒。

处　　方：党参 20g，苍术 30g，白术 15g，厚朴 15g，陈皮 15g，半夏 15g，茯苓 20g，炮附子 10g，干姜 10g，补骨脂 15g，仙灵脾 15g，香附 15g，高良姜 15g，焦六曲 20g，炙甘草 15g，大枣 15g。7 剂，每日 1 剂，清水浸泡 1 小时后连续煎煮 3 次，每次取汁 150ml，混匀后分早、中、晚 3 次餐后半小时温服。嘱：戒烟禁酒，不食寒凉及肥甘厚腻食品。

二诊（3 月 22 日）：灰白厚腻苔依旧，余症亦无改善。守原方苍术加至 60g，陈皮、厚朴、半夏各增加至 30g。7 剂。

三诊（3 月 29 日）：舌尖部腻苔稍有消退，腹胀减轻，余症依旧。守二诊方，炮附子加至 20g，，加吴茱萸 9g、黄连 3g。14 剂。

四诊（4 月 12 日）：舌腻苔未见进一步消退，腰膝酸软、畏寒肢冷减轻，腹胀大减，嗳气吞酸、恶心欲呕也有好转。但仍食不知味，大便未成形。守三诊方苍术加至 80g。14 剂。

五诊（4 月 26 日）：舌厚腻苔消退三分之一，嗳气吞酸、恶心欲呕基本消失，进食开始知味，大便未成形。守四诊方，14 剂。

六诊（5 月 10 日）：舌腻苔与五诊时所见相同，未再进一步消退，余症依然。守五诊方，苍术加至 100g，14 剂。

七诊（5 月 24 日）：舌腻苔明显消退，食已知味，腰膝酸软、畏寒肢冷消失，大便基本成形。自觉尚有乏力，守六诊方加生黄芪 50g，14

剂。

八诊（6月7日）：舌腻苔退净成薄白苔，余症均消失，患者喜称"神清气爽，一切正常"。

2. 樊某，男，55岁。2013年2月14日初诊。自述患痛风病2年余，近半年来，双足趾关节及双手指关节疼痛常发，苦不堪言。西医给服别嘌醇、消炎痛及丙磺舒等药物治疗，能控制疼痛，但服药久后致胃病发作，出现胃痛、恶心欲呕等，难以忍受。故寻求中医药治疗。刻诊：双足趾各有3个小关节肿大、畸形、僵硬，压痛显著，双手指各有2个小关节肿大、畸形、僵硬，有压痛。受累关节无明显发红、发热，未见痛风石。伴头重身困，腰冷肢软，胃脘隐痛，食欲不振，恶心欲呕，腹部胀满，大便溏薄臭秽，小便黄赤，舌质淡，苔黄白相间，异常厚腻，用压舌板刮之，约有2mm厚，脉弦细。检查血清尿酸为595μmol/L。

西医诊断：痛风（慢性期）。

中医辨证：脾肾阳虚，湿热瘀血阻络。

治　　法：温肾健脾，清热燥湿，活血通络。

处　　方：炮附子10g，干姜10g，苍术30g，砂仁10g，天麻12g，半夏15g，党参20g，陈皮10g，黄柏12g，生薏苡仁30g，牛膝10g，川芎15g，当归15g，地鳖虫20g，土茯苓50g，川萆薢30g，威灵仙20g，葛根30g，良姜15g，木香15g，香附15g，枳实15g，厚朴15g。上药用清水浸泡1小时后连续煎煮3次，每次取汁150ml，混匀后分早、中、晚3次餐后半小时温服。嘱：戒烟禁酒，限制蛋白质摄入，尤其动物内脏。

二诊（2月21日）：指、趾关节疼痛症状稍缓解，胃痛及恶心欲呕等症状消失。头重身困、腰冷肢软及腹胀无变化，大便仍溏，舌苔仍白厚腻，脉弦细。此药见微效，宜守上方再服14剂。

三诊（3月7日）：指、趾关节疼痛症状未见进一步缓解，仍觉头

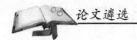

重身困，腰冷肢软及腹胀未见好转，大便软。舌苔白厚腻消退不显，脉弦细。守上方，炮附子加至15g，干姜加至20g，苍术加至60g，枳实、厚朴均加至30g。14剂。

四诊（3月21日）：指、趾关节疼痛有明显缓解。头重身困略有好转，腰冷及腹胀减轻，大便基本成形。舌苔白厚腻稍有减退，脉缓。守三诊方，14剂。

五诊（4月4日）：指、趾关节疼痛仍有轻微发作，头重身困明显好转，稍感腰冷，腹部微胀，大便成形，舌苔白厚腻消退三分之一，脉缓。守三诊方，苍术加至100g，14剂。

六诊（4月18日）：指、趾关节疼痛基本消失，僵硬程度缓解。稍感头重身困，腰冷、腹胀基本消失。自觉乏力肢软仍显，舌苔白厚腻消退三分之二，脉缓。守五诊方，加生黄芪50g，14剂。

七诊（5月2日）：指、趾关节疼痛已止，僵硬明显缓解，已无乏力感。其他头重身困、腰冷肢软及腹胀均消失。舌苔薄白，脉缓。复查血清尿酸356μmol/L，已恢复至正常范围。为巩固疗效，给予中成药附桂理中丸[1]、三妙丸[2]同服治疗一个月。随访半年余，未见复发。

按：苍术味辛、苦，性温，主要归脾、胃、肝经，其功能为健脾燥湿、化浊、祛风、解郁、明目。临床多用于湿阻脾胃、湿温胸闷、湿热下注、风湿痹痛、眼目昏涩等症[3]。一般单剂煎汤内服常用剂量为5~10g[4]。用至30g少见，用至50g罕见，用至100g及以上者尚未见临床报道。笔者近二十年来，对某些疑难病发病过程中出现的顽固性湿浊证，在应用苍术一般剂量无效时，则采取递增剂量直至出现临床疗效为止。至今，单剂最大剂量已用至120g。由于苍术性偏温燥，凡阴虚内热、气虚多汗、口干唇燥、吐血鼻衄、便秘滞下者须忌之[5]。所以大剂量应用苍术必须注意用药安全。以下6点为应用参考。①用于顽固性湿浊证（寒湿或湿热），表现为舌苔白厚腻、黄厚腻、黑厚腻，应用常规剂量达不到祛除腻苔者。②要循序渐进、逐步递增法应用，不可初诊即上大剂量。③对于湿热证、湿温证、阴虚湿浊证及平素多汗、便秘、衄血者，应用时要非常谨慎。如需应用，要与清热药、养阴生津药等适当配伍。④注意地理环境。东南沿海地区，气候多湿润，民病湿证较多，适宜重用苍术；西北高原地区，气候较干燥，湿证不多见，重用苍术须谨慎。⑤治疗过程中，须认真观察患者身体反应，如有不适者，即停止超大剂量应用。⑥经治疗后，腻苔退尽者，即减量或停用。

参考文献

[1] 广东中医学院，主编. 方剂学 [M]. 上海：上海人民出版社，1974：49.

[2] 闫润红. 方剂学 [M]. 北京：科学出版社，2001：335－336.

[3] 上海中医学院，编. 中草药学 [M]. 上海：上海人民出版社，1974：218－219.

[4] 张民庆，张名伟，唐德才. 现代临床中药学 [M]. 上海：上海中医药大学出版社，2002：249.

[5] 国家中医药管理局《中华本草》编委会. 中华本草 [M]. 上海：上海科学技术出版社，1998：1890.

（原载于《中华中医药特色医疗研究杂志》2014 年第 8 期）

（二十一） 玉屏风丸治愈风水病一例

叶某，男，68 岁，农民。1989 年 5 月 6 日初诊。

患者颜面、四肢及全身浮肿 5 日。自述于 5 月 1 日上午突感全身骨节酸痛，并恶风自汗不止。次日起，先出现颜面浮肿，继之四肢及全身浮肿且肿势日甚。遂打电话求笔者出诊。症见：颜面、四肢高度浮肿，双目难睁，双足伸不进鞋。颈、胸、背、腹及阴部亦明显浮肿，肿处按之如泥。全身乏力困重，恶风自汗较显，小便量少不利。舌质淡，边有齿印，舌苔白润，脉浮缓。此病属风水病，证乃表虚证，治宜补气固表，祛风行水，用防己黄芪汤治之。由于时值傍晚，难配中药，故笔者取家备之中成药玉屏风丸予以试服。嘱患者即服9g（是晚7时），晚10时再服9g，以观疗效。翌日晨，患者来电喜告：昨上半夜服药后，下半夜即起床排尿3次，尿量甚多，今晨起发现水肿消退较多，双目能睁开，自汗减少，恶风及身体困重感亦明显减轻，双足已能伸进鞋内。药已中病，嘱患者续服玉屏风丸，每日3次，每次9g，连服3日。5月10日，笔者驱车往视，见患者浮肿全消，恢复如常，已在田间劳动。1年后，患者风水病又发，自服玉屏风丸后即愈。1992年7月，笔者又遇一中年女性患者，亦患此种风水病，同样给服玉屏风丸而愈。

按：《金匮要略》云：“风水其脉自浮，外证骨节酸痛，恶风。”又云：“风水，脉浮身重，汗出恶风者，防己黄芪汤主之。”此乃论述风水表虚证治。风水脉浮，说明病在表；汗出恶风，乃卫气虚不能固表，身重是水肿所引起。故用防己黄芪汤益气固表、祛风行水为治。本例即属风水表虚证，但在治疗时，因故而试用玉屏风丸效亦佳。何也？一因防己黄芪汤与玉屏风丸二方适应证之基本病机相同，均为卫气虚弱，不能固表，易感外邪。二因二方之主要药物相同，功用相似。防己黄芪汤由黄芪、白术、防己、甘草组成；玉屏风丸由黄芪、白术、防风组成。二方都用黄芪益气固表止汗，用白术健脾益气止汗兼利水。不同的是，前者用防己祛风兼行水，后者用防风祛风御风邪。可见，防己黄芪汤因有防己、白术二药能利水故利水之力较强；玉屏风丸仅有白术一药能利水故利水之力稍逊。二方之不同者，仅利水之力不同也。此所以玉屏风丸既能主治表虚自汗、易感风邪之证，也可治疗卫表不固、外感风水之证也。由此可见，只要学者明其理，则不犯“天下之病无方可治”之愁矣！

（原载于《实用中医药杂志》1994年第6期综合应用版）

（二十二）顽固性头顶痛治验一例

李某，女，36岁，农民。1993年10月5日初诊：间歇性头顶痛8

年。自述 8 年前清明节扫墓时因淋雨着凉，回家后突发头顶部强烈跳痛，持续 1.5 天。以后间隔半月至 1 月即发作 1 次，多在受冷风或情绪激动时诱发。每次发作，身心都十分痛苦，有时痛不欲生。服用安定及颅痛定后方能缓解。3 年前，改服尼莫地平及西比林后，头顶痛发作明显减少，曾有半年多不发作。但近年来头顶痛又开始频繁发作，间隔 1~2 周即发作 1 次，疼痛性质转变为胀裂样剧痛，服用尼莫地平及西比林已无显效，遂求治于中医。刻诊：头顶胀痛剧烈，痛苦面容，呻吟不止，不思饮食。伴全身乏力，畏寒肢冷，腰膝酸软，大便溏泄，小便清长。舌质淡红，舌尖边布满瘀血点，苔白腻，脉弦细。辅助检查：颅脑 CT 扫描未见明显异常。脑血管多普勒检查见大脑中动脉痉挛。中医辨证属脾肾阳虚，脑络瘀阻，治宜温肾暖脾、化瘀通络。方用笔者验方川芎天麻汤加味治疗。处方：川芎 60g，丹参、党参各 30g，天麻、炒白术、鹿角片、补骨脂各 15g，藁本 12g，炮附子、桂枝、全蝎各 10g，甘草 6g。每日 1 剂，连续水煎 3 次，每次取汁 150ml，混匀后分早、中、晚 3 次服完。连服上方（中途药物略做加减，用过黄芪、山药、当归、红花等）治疗 1 个月后，患者头顶痛即止，余症亦均消失，精神振奋，感激不尽。随访 2 年余，未见复发。

按：中医认为，该患者头顶痛因于寒、瘀。寒邪为病，收引经脉；瘀血为病，阻塞经脉，致经脉气血运行不通，不通则痛。寒邪瘀血相结，日久凝滞不散，则疼痛不断加重。故治疗本病须以温经通脉、活血化瘀为法。笔者验方中，炮附子、桂枝有温经通脉之功，川芎、丹参有活血化瘀之能，天麻、藁本、全蝎有通络止痛之效。鹿角片、补骨脂、党参、炒白术、甘草有温肾暖脾之力。现代中药药理研究证实，本方中治疗头顶痛起主要作用的药物，如炮附子、桂枝有扩张血管、增加血流量及镇痛等作用，川芎、丹参有抗血栓形成、改善微循环及镇痛等作用。这为本方能治愈由于大脑中动脉痉挛所致的顽固性头顶痛，提供了

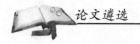
科学的理论根据。

（原载于《河北中西医结合杂志》1997 年第 1 期）

（二十三）耳内奇痒治验一例

刘某，女，48 岁，1998 年 9 月 16 日初诊。双耳内剧烈瘙痒第 15 日，被折磨得寝食不安，不能正常工作。曾在本市某医院做 CT 及专科等多种检查未见异常。西医给予抗过敏、止痒剂及镇静等药物治疗均未见效，遂求治于笔者。刻诊：双耳外耳道内呈"旋转状"剧烈瘙痒，持续不止。用棉签伸入外耳道内搔抓后，瘙痒可减轻，但顷刻又剧痒，精神十分痛苦。伴见头晕头胀，心烦口苦，咽干舌燥，夜不能眠，腰膝酸软，大便干燥，小便黄赤。舌质光红，脉弦细数。查外耳道内未见感染、渗出及皮损等表现，鼓膜完好。测血压正常。中医辨证为肝肾阴虚，风阳上扰。治宜养阴清热，潜阳熄风。方药：钩藤、石决明、赤芍、丹参、生代赭石各 30g，生地、熟女贞、桑寄生各 20g，焦黄柏、生山栀、天麻、天冬、枸杞子、知母各 15g，杭菊花 10g，地骨皮 50g。每日 1 剂，连续水煎 3 次，每次取汁 150ml，混匀后分早、中、晚 3 次服完。连服 14 剂后，耳内奇痒顿失，诸症全消。

按：耳内奇痒，中医称"耳痒"，常由肝风扰动，肾火上炎所致。本例患者的病机为阴虚阳亢，肝阳失制而化风。由于风阳上扰，致清窍受戕，故现耳内奇痒。方中生地、知母、枸杞子、桑寄生、天冬、熟女贞滋养肝肾之阴，天麻、钩藤、石决明、杭菊花、生代赭石平肝潜阳熄风，焦黄柏、地骨皮清泄阴分邪热，生山栀清心泻火，丹参、赤芍凉血活血。由于药证相宜，切中病机，故疗效明显。

（原载于《实用中医药杂志》1999 年第 10 期）

（二十四）眼珠胀痛治验一例

范某，女，18 岁，中学生。1998 年 10 月 25 日初诊。自述 4 月份以来，常感觉眼珠胀痛，每当看书后胀痛更甚，影响学习，精神十分痛苦。5月初，曾到本市某专科医院检查，除双眼有轻度近视外，未发现其他异常。用多种维生素及珍珠滴眼液治疗1月余，服杞菊地黄丸4月余均未见效。刻诊：自述双眼眼珠胀痛较前加重，不看书及安静休息也常觉胀痛，无法学习，被迫休学在家。伴有头晕耳鸣，心烦欲呕，腰膝酸软，会阴部冷痛，四肢不温，月经闭止不通已5月余。舌质淡胖，边有齿印，苔白腻，脉沉细。中医辨证：肝肾阳虚。治法：温肾暖肝。方药：肉桂5g（后下），炮附子、淡干姜、炙甘草、鹿角片、小茴香各10g，台乌、枸杞子、炒当归各15g，菟丝子、巴戟肉、炙黄芪各20g。每日1剂，连续水煎3次，每次取汁150ml，混匀后分早、中、晚3次服完。连服1个月后眼珠胀痛及其他症状均消失，月经亦通畅，恢复上课学习。予中成药右归丸继续调治1个月。随访1年，未见复发。

体会：目为肝之窍，故目病多责之于肝。但历代医家论述肝病时，肝虚仅谓肝血虚，极少论及肝气虚、肝阳虚和肝肾阳虚。故现今的中医教科书也没有肝气虚、肝阳虚和肝肾阳虚证。本例患者曾被前医辨为肝肾阴虚证，给服杞菊地黄丸治疗4月余不效，足见前医受一般教科书理论束缚，仅知有肝肾阴虚证，不知还有肝肾阳虚证，从而发生误诊误治。笔者以为，肝肾阳虚证较少见，但不等于没有。本例患者具有肝和肾的病理表现（眼珠胀痛，头晕耳鸣，腰膝酸软），又有典型的阳虚的病理表现（四肢不温，会阴部冷痛，舌胖脉沉细），显而易见属于肝肾阳虚证。故用"暖肝煎"（肉桂、枸杞子、当归、台乌、小茴香等）合"四逆汤"（炮附子、淡干姜、炙甘草）加减治疗收功。实践再次证明，中医治病，贵在辨证，辨证正确，疗效立见，辨证一错，难以收效。

（原载于《实用中医药杂志》2000年第9期）

（二十五）顽固性舌痒治验一例

林某，女，46岁，环卫工人。1999年5月12日初诊。自述于1998年春节以来，舌前半部时常发痒，每在进食辛辣食物后，发痒更甚，有

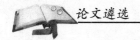
时伴发舌尖疼痛。曾在本市多家医院口腔科就诊，服用多种西药（维生素类及抗生素类等）均无见效。近2个月来，舌痒持续发作，连晚上也发痒不止，严重影响工作和休息。自己怀疑是患了舌癌不治之症。心情十分悲观。经亲友介绍前来本院中医科求医。刻诊：舌前半部发痒难忍，形体较瘦，时有头晕，口苦咽干，心中烦热，晚间失眠，腰膝酸软，大便较干，小便较黄，带下黄色臭秽。观察舌质稍红，舌体未见肿胀、糜烂及溃疡，舌后半部黄腻苔，舌体活动自如。舌尖部左边缘有少数瘀点、瘀斑，脉弦细数。实验室检查：血、尿、粪三大常规正常，肝肾功能无异常。中医辨证：心肾阴虚，瘀血内阻，下焦湿热，风邪上扰。治法：滋阴清火，活血化瘀，清利湿热，祛风逐邪。处方：丹参、生薏苡仁各30g，生地、泽泻、山药、苦参、椿根皮、枸杞、桑寄生各20g，知母、焦黄柏、牛膝、桃仁各15g，炒苍术12g，防风、白僵蚕、红花各10g，炒川连6g。7剂，每日1剂，连续水煎3次，每次取汁150ml，混匀后分早、中、晚3次服完。嘱：忌辛辣燥热、油炸、火烤食品。

二诊（5月19日）：患者心情愉快，诉舌痒减轻，带下减少，晚能安眠。视舌后半部黄腻苔减退。方药有效，宜守前方再服14剂。

三诊（6月3日）：舌痒已止第4日，诸症均消失，舌尖部左边缘瘀点、瘀斑明显减退。为巩固疗效，予天王补心丸（浓缩型）口服，每日3次，每次8粒，连服2周。随访1年余，未见复发。

按：本例舌痒难忍，其主要病机为心肾阴虚，心火上炎，风邪乘之，风火相搏使然。其气血瘀滞与下焦湿热交阻体内，更使心、肾两经气血运行不畅，沟通舌本不利而加重舌痒发作。故治疗宜滋阴清火、活血化瘀、清利湿热、祛风逐邪同时并举。如此，阴复则利于风熄，火清则利于风止，血行则利于风灭，湿（热）去则利于风散，再辅以祛风逐邪，舌痒岂能不止哉！

（原载于《中华综合临床医学杂志》2004年第1、2期）

（二十六）顽固性舌麻治验一例

施某，女，62 岁，农民，1993 年 3 月 5 日初诊。主诉：舌前部发麻半年余。自述半年前某日清晨醒来时即感舌前部（舌体前三分之一部分）发生麻辣样不适，吃东西不知味，搅拌食物不灵活，甚为痛苦。曾在本市多家医院相继进行过口腔科、神经科、内分泌科、消化科、血液病科等多科专科检查，未发现明显异常。服用过维生素 B_1、B_2、E，丹参片、地巴唑及维脑路通等多种西药治疗无效，故求治于中医。刻诊：头晕耳鸣，有时头胀头痛，急躁易怒，面红升火，舌前部发麻，不辨五味，口干咽燥，腰膝酸软，手足心热，大便干燥，小便黄赤。舌质红，舌尖边瘀点较多，苔薄黄，脉弦细数。中医辨证属阴虚阳亢，肝风内动，瘀血阻络。治宜育阴潜阳，平肝熄风，活血化瘀。处方：天麻、杜仲、牛膝、桃仁、知母、黄柏、山栀、天冬、枳壳、蟅虫各 15g，生地、桑寄生、熟女贞、枸杞子、泽泻各 20g，钩藤、石决明、丹参、赤芍各 30g，菊花 10g，红花 9g。每日 1 剂，连续水煎 3 次，每次取汁 150ml，混匀后分早、中、晚 3 次服完。连续服用 30 剂（中途药物略做加减，用过制首乌、白蒺藜、珍珠母、地骨皮等）后，舌体发麻感觉全部消失，灵活自如，进食知味，余症均瘥。患者甚喜，非常感激。随访 2 年余，未见复发。

按： 本例患者主诉最痛苦的症状为舌体麻木，食不知味，西医各种检查均未见明显异常，乍看起来，治疗无从下手。但从中医整体观念、辨证论治着眼，可见本病的病因病机为阴虚阳亢，肝风内动，瘀血阻络；由于阳亢无制化风，气血瘀滞而不畅，故见舌体麻辣不适，进食拌搅不灵。古人云："治病必求其本。"故治之必以育阴潜阳、平肝熄风、活血化瘀为法。方中杜仲、牛膝、桑寄生、熟女贞、枸杞子补益肝肾以固本，黄柏、山栀、泽泻、知母、生地、天冬泻火清热以养阴，天麻、钩藤、菊花、石决明平肝潜阳以熄风，桃红、红花、赤芍、丹参、蟅虫

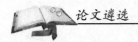
活血化瘀以通络，枳壳行气导滞以和中。由于方证合拍、切中病机，故收桴鼓之效。

（原载于《实用中医药杂志》1996 年第 4 期）

（二十七）顽固性肌肉抽搐治验一例

刘某，女，56 岁，农民。2003 年 4 月 16 日初诊。颈部、腰背部及四肢肌肉不自主抽搐 1 年余，近 1 个月来抽搐频繁发作，每日 5～6 次，不能外出活动和进行家务劳动，精神十分痛苦。本市某医院神经内科给予抗癫痫药苯妥英钠等治疗，开始能减少肌肉抽搐的发作次数，但治疗 3 个月后疗效越来越差。诊见形体消瘦，性情急躁，全身乏力，面红目赤，头目眩晕，口苦咽干，心中烦热，睡眠不佳，腰膝酸软，大便干结，小便黄赤，舌质干红，脉弦数。情绪激动时抽搐突发，颈项两侧腰背部及四肢等处的肌肉频繁抽搐，颜面及口唇肌肉亦有轻微抽动，讲话时语音颤抖。血压 18/11kPa（135/82mmHg），血、尿、粪三大常规及心电图、肝、肾功能基本正常，肝脏 B 超及颅脑 CT 均无异常。辨证：肝肾阴虚，阳亢化风。治法：滋阴清热，平肝熄风。处方：知柏地黄丸合天麻钩藤饮加减。太子参、钩藤、石决明、山羊角片、珍珠母、生白芍、丹参各 30g，麦冬、生地、枸杞、桑寄生、熟女贞各 20g，知母、焦黄柏、生山栀各 15g，天麻、杭菊花、甘草各 10g。每日 1 剂，水煎 3 次，每次取汁 200ml，混匀后分早、中、晚 3 次服完。服 7 剂后肌肉抽搐发作次数渐减，精神较爽。上方再服 14 剂后，肌肉抽搐已停止发作 5 日，精神愉快，晚间能安眠，头目眩晕及腰酸基本消失，大便变软，舌质红润，脉弦细数。予原方减珍珠母、山羊角片、生山栀，再服 14 剂后诸症全消，外出活动及家务劳动时均不再发作。为巩固疗效，给予浓缩型杞菊地黄丸口服，每日 3 次，每次 10 粒。随访 6 个月，未见复发。

按：肌肉抽搐属中医"肝风内动"之证。肝肾阴虚，不能制约肝阳，阳无所制而化内风，故用知柏地黄丸合天麻钩藤饮加减以滋水涵木，平肝熄风而获效。

（原载于《实用中医药杂志》2004 年第 6 期）

（二十八）顽固性龟头痛治验一例

朱某，男，38 岁，个体户。2000 年 6 月 8 日初诊：自述 3 个月前与一卖淫女嫖宿后第 3 日即发生阴茎头及尿道口红肿溢脓，伴尿频、尿急、尿痛，排尿困难。经本院性病科检查后诊为"急性淋菌性尿道炎"，给服阿奇霉素治疗后，上述症状、体征消失，复查尿常规正常。但随之出现龟头烧灼样持续性疼痛，日夜不宁，苦不堪言。曾到本市多家医院诊治，给服多种镇痛西药，直至使用利多卡因等麻醉剂实行龟头表面麻醉止痛治疗，仅有短暂止痛效果，终不能治愈。夜深人静，疼痛最剧烈时，有时只好使用度冷丁镇痛。近 3 个月来，一直在疼痛中煎熬，心情十分悲观，有时痛不欲生。后经友人建议应用中药治疗，遂求治于笔者。刻诊：患者表情痛苦，体形消瘦，由家人扶送来诊。阴茎头烧灼样疼痛，行走时痛甚，故不敢自行走动，在家终日卧床。查阴茎头无明显红、肿、热感，触摸时拒按。冠状沟及尿道口均未见分泌物。阴囊、睾丸、附睾、精索等未见异常。尿常规及前列腺按摩液检查亦在正常范围。自觉平素心中烦热、口苦口腻，晚间失眠，食欲减退，大便较干。舌质红，苔黄厚腻，脉滑数。证属下焦湿热，治宜清利湿热兼以止痛。处方：炒苍术、炒黄柏、牛膝、厚朴、鸡内金各 15g，生薏仁、白茅根、石斛、石韦、徐长卿各 30g，泽泻、茯苓各 20g，陈皮 10g，炒川连、全蝎各 5g。7 剂，每日 1 剂，连续水煎 3 次，每次取汁 150ml，混匀后分早、中、晚 3 次服完。

二诊（6 月 15 日）：上药服完后阴茎头疼痛白天稍有减轻，但夜间仍痛甚。查舌质红，苔薄黄腻，脉数。考虑患者病痛日久，久痛必瘀，治疗宜加入活血化瘀止痛药。处方：炒苍术、炒黄柏、牛膝、桃红、赤芍、水蛭各 15g，丹参、生薏仁、徐长卿、石韦、石斛各 30g，红花、

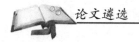
谷麦芽各10g，炒川连、全蝎各5g，制乳香、制没药各6g。7剂。煎服法同前。

三诊（6月29）：患者特来致谢。自述服上方第4剂时，阴茎头疼痛即止，精神爽朗，睡眠较好，食欲增进，且上班工作。已停药1周，未再发生阴茎头疼痛。查舌质淡红，苔薄白，脉缓。嘱门诊随访。

随访3个月，未见复发。

按：患者阴茎头疼痛日久，中医谓"久病入络""久病必瘀"。故本例在辨证论治中，虽仅有下焦湿热的证候表现，未见明显瘀血之症状、体征，但据中医上述理论，在清利湿热的同时进行活血化瘀治疗，即收桴鼓之效。实践证明，中医治病，尤其治疗疑难杂症时，既要注重辨证论治，又要根据中医传统医论医话（如上述"久病入络""久病必瘀"以外，还有"痰病多怪，怪病多痰""治风先治血，血行风自灭""通则不痛，痛则不通""瘀血不去，新血不生"等）立法用药，才能获得良好疗效。

（原载于《实用中医药杂志》2003年第5期）

（二十九）顽固性尿道疼痛治验一例

张某，女，50岁，机关干部。2003年6月12日初诊。患者因患膀胱癌，于2000年5月14日行手术治疗。随后，多次应用抗癌药物通过导尿管或膀胱镜进行膀胱冲洗。至2002年4月开始，出现排尿时尿道针扎样疼痛，尿毕即疼痛渐止。西医用多种抗生素进行抗菌治疗4个多月，终未能减轻尿道疼痛。最近，在本市某医院泌尿专科检查，尿常规正常。膀胱镜检亦未见膀胱及尿道内有结石、新生物或溃疡等异常情况。阴道及直肠检查也未见异常。盆腔CT扫描正常。遂建议患者找中医治疗。经某媒体推荐，来本院中医科就诊。刻诊：自述平素疲乏无力，食欲不振，腰膝酸软，晚间多梦易醒，口干舌燥，下身多汗，足跟疼痛，大便较干，小便黄色。每次小便时，尿道内疼痛较甚，似针扎样，且放射至外阴部及股内侧，但无尿频、尿急现象。此种疼痛已有 1 年余，精神十分痛苦，已产生排尿恐惧感。舌质红，苔黄腻，脉弦细数。中医辨证：肾阴不足，脾胃气虚，膀胱湿热。治宜滋养肾阴，健脾益气，清利湿热。处方：党参、生薏苡仁、丹参、石斛、白茅根、石韦各 30g，枸杞、桑寄生、炒枣仁、山药各 20g，炒苍术、焦黄柏、牛膝、鸡内金、香附、荔枝核各 15g。7 剂，每日 1 剂，连续水煎 3 次，每次取汁 150ml，混匀后分早、中、晚三次服完。

二诊（6 月 19 日）：口干好转，食欲改善，但排尿疼痛依旧。深思患者曾做膀胱手术有金刃损伤史，再细观舌象，黄腻苔已退，见舌尖右边缘有较多浅紫色针尖状瘀血点。于是肯定患者有瘀血阻络之症存在。遂于原方中加入水蛭 10g，制乳香、制没药各 9g（包煎），减去香附、荔枝核。7 剂。

三诊（6 月 26 日）：排尿疼痛大减，精神愉快，夜晚睡眠好转。示方药有效，守二诊方再服 14 剂。

四诊（7 月 10 日）：排尿疼痛完全消失已 5 日，食欲增进，夜晚能安眠。其余疲乏无力、腰膝酸软、足跟痛等症亦全部消失。唯舌尖右边缘仍隐约可见少数瘀血点。为巩固疗效，予三妙丸每日 3 次，每次 9g，同服生三七粉每日 3 次，每次 2g，连服 2 周。8 月 5 日第一次随访，患者排尿疼痛未发，舌尖右边缘瘀血点全部消失。此后又随访 3 个月，病情未复发。

按：本例排尿疼痛乃瘀血阻络所致。缘于膀胱手术及多次膀胱镜、导尿管插入损伤尿道，加上化疗药物刺激使然。虽尿道及膀胱内未见黏膜破损及出血瘀血等情况，但据其有手术时金刃损伤史及舌尖右边缘有瘀血点，"有诸内必形诸外"，当有瘀血阻络之症无疑。故方中加入水蛭、制乳香、制没药及生三七粉等进行活血通络治疗，即收桴鼓之效，此中医辨证论治之妙也！

（原载于《实用中医药杂志》2004 年第 7 期）

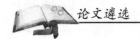
（三十）梗阻性无精子症治验一例

李某，男，26岁，干部。1993年1月15日初诊。自述已婚3年不育，妻子经妇科检查无影响生育疾患。曾在外地某医院泌尿外科做检查，诊断为双侧附睾精液囊肿、梗阻性无精子症，建议其手术治疗。患者不愿手术而寻求中医治疗。自觉近年来常感神疲乏力，眩晕心悸，夜眠多梦，腰膝酸软，食欲不振。舌质淡、舌尖边有瘀点，苔白，脉细涩。否认有会阴部外伤史、结核病史及不洁性交史。生殖器检查：外生殖器正常。触摸睾丸大小正常，双侧附睾头、体部位各有3个绿豆至黄豆大圆球形肿物，较光滑，稍有弹性，有轻度压痛。输精管及精索静脉等无异常，于禁欲情况下进行精液常规镜检，每周1次，连续3次均未见精子。胸部X线摄片示正常，生殖激素测定也均属正常范围。中医辨证属于气血两虚，肝肾不足，痰瘀阻络。治宜益气养血，补益肝肾，化瘀消痰，软坚散结。用笔者经验方"复方通精汤"加味治疗。处方：黄芪、鸡血藤、炒枣仁、煅牡蛎各30g，王不留行、枸杞子、菟丝子、桑寄生各20g，桃仁、川芎、当归、牛膝、元参、贝母、昆布、海藻、急性子、鸡内金各15g，红花、猪牙皂各9g。每日1剂，连续水煎3次，每次取汁150ml，混匀后分早、中、晚3次服完。连服上方（中途药物略有加减，用过穿山甲、地鳖虫、路路通、八月札等）3个月后，检查双侧附睾囊肿基本消失，精液常规镜检除精子活力属Ⅱ级外，其余各项指标均在正常范围。故改用中成药归脾丸、左归丸、内消瘰疬丸治疗1个月，以巩固疗效。至1993年6月中旬，其妻怀孕，1994年4月上旬，产下一重3.5kg健康女婴。

按：本例无精子症的原因是由于附睾精液囊肿压迫、精子排出受阻所致。根据中医理论，囊肿属于"癥瘕""痰核"范围。按中医辨病论治，此类疾病当用活血祛瘀、化痰散结法。笔者经验方"复方通精汤"即据此而组成。方中桃仁、红花、川芎、当归、牛膝、王不留行等具有行气活血、祛瘀通络的功效；元参、贝母、煅牡蛎、猪牙皂、昆布、海藻、急性子具有消瘿化痰、软坚散结的功效。由于本例患者还有气血两亏、肝肾不足等表现，故再辨证加入黄芪、鸡血藤、枸杞子、菟丝子、桑寄生以益气养血、补肝益肾；又加炒枣仁以养心安神、鸡内金以健脾助运。如此则方证合拍、药病相应。这种在中医理论指导下，运用辨病与辨证相结合的方法组方用药，体现了病证兼顾、扶正祛邪、标本同治的原则，故能收到满意的疗效。

（原载于《河北中西医结合杂志》1998 年第 2 期）

（三十一）隐睾致少精不育症治验一例

王某，28 岁，农民。1993 年 6 月 15 日就诊。结婚 6 年不育。女方检查，未发现有影响生育疾患。患者在本市某医院泌尿外科检查，诊为双侧腹股沟型隐睾症，并做单纯睾丸固定术。术中发现右侧睾丸精索过短、睾丸萎缩，故切除，保留左侧睾丸。术后近 1 年来，一直在本市某医院男性科服中、西药治疗，但疗效不佳。刻诊：形体瘦弱，面色萎黄，神疲乏力，心悸自汗，腰膝酸软，食欲不振，大便溏薄。舌质胖嫩，边有齿印，苔白微腻，脉沉细。精液检查：异常指标为精液量 2ml，精子密度 $5.5 \times 10^9/L$，精子活动率 0.25，活动力弱，畸形率 0.35。中医辨证属气血两虚，脾肾俱亏，治宜益气养血，温肾暖脾。方用笔者经验方"生精助育汤"加减治疗。药物：炙黄芪、鸡血藤、炒枣仁各 30g，枸杞子、巴戟肉、菟丝子、茯苓各 20g，炒当归、鹿角片、仙灵脾、补骨脂、炒白术、鸡内金各 15g，陈皮、炙甘草、五味子各 10g，熟三七粉（将干品三七肉质根用鸡油以文火煎之，勿使枯焦，取出碾成粉状）6g（冲服）。每日 1 剂，连续水煎 3 次，每次取汁 150ml，混匀后分早、中、晚 3 次服完。患者连服本方 4 个月后，精神、食欲、体力均现康复。复查精液：精液量 3ml，精子密度 $35 \times 10^9/L$，精子活动率 0.60，活动力 Ⅱ～Ⅲ 级，畸形率 <0.20。遂停服上方，更服中成

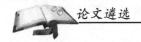
药右归丸、归脾丸以巩固疗效。于 11 月上旬，患者来院喜告，其妻怀孕。至 1994 年 9 月初，剖腹产下一重 3.6kg 健康女婴。

按：隐睾症属于常见的睾丸先天性异常，由于睾丸不降入阴囊，可影响精子的形成或精子形态的改变，造成不育。本例术后只保留左侧睾丸，精液检查时主要指标精液量不足，精子密度少，活动率低，活动力弱，畸形率高，故生育困难。笔者用经验方"生精助育汤"加减治疗 4 个月，精液异常指标即基本恢复正常，其妻随之怀孕、生育。临床实践证明，生精助育汤若减去熟三七粉一药，疗效可降低，加入后，可使精子的数量、质量上升较快且稳定。考三七一药，在其产地云南民间，有生用、熟用二法。生用能止血强心、消肿定痛、去瘀生新；熟用能补血增精，用于强壮补虚。本例患者属虚证，故用熟三七粉以补虚。现代中药药理研究发现，三七的主要化学成分为人参皂苷及三七皂苷，含 20 余种微量元素，具有增强机体免疫功能，改善内分泌调节功能和机体物质代谢等多种药理作用，这为生精助育汤内应用熟三七粉能提高少精不育症疗效提供了理论根据。

（原载于《实用中医药杂志》1997 年第 2 期）

（三十二）精神病后继发不射精症治验一例

傅某某，男，36 岁，工人，1990 年 6 月 30 日初诊。患者已婚，育有 1 男孩。二个月前因其父被汽车撞死，精神刺激太大，日夜不眠，胡言乱语，四处乱闯，遂被送入本县精神病防治院，诊为精神分裂症，给服氯氮平、盐酸三氟拉嗪、安定等抗精神病药物治疗后，精神逐渐安静、稳定，恢复正常行为，一周前出院。回家后，上述药物遵医嘱继续减量服用。但发现与妻进行性生活时，阴茎虽能勃起并在阴道内正常抽送，却无性高潮出现，也无射精动作与精液排出，心情苦闷，故来男性科求医。症见：面色灰黄，精神抑郁，时有头晕，食欲欠佳，胸胁胀满，睡中多梦，大便微燥，舌质淡红，边有瘀点，苔白腻，脉弦。证属肝气郁结，心脾两虚，痰瘀内阻。治宜疏肝解郁，养心健脾，化痰消瘀。药物：太子参、合欢皮、丹参、淮小麦各 30g，炒白术、炒当归、炒白芍、茯苓、炙甘草、红枣、香附、川芎、炒谷麦芽各 15g，柴胡、胆南星、炙远志、牛膝各 10g，黄柏 6g。7 剂，每日 1 剂，连续水煎 3 次，每次取汁 150ml，混匀后分早、中、晚 3 次服完。

服完 7 剂后，患者诉症情明显好转，性生活时偶尔发生不射精现象。再服 7 剂后，不射精症消失，性生活满意。患者自觉精神爽朗，如释重负。

按：现代医学认为不射精症分原发性和继发性二种，其病因主要与射精中枢兴奋抑制及输精道阻塞有关。中医学认为与情志因素、劳倦内伤、瘀血痰湿阻滞等因素有关。该患者已婚已育，故为继发性不射精症。由于其病前有精神创伤史，且服用以镇静为主的抗精神病药物二月余，故其不射精症成因显然与情志因素及药物所致射精中枢兴奋抑制密切相关。情志所伤则肝气郁结；抗精神病药物使射精中枢抑制也引发情志不遂而使肝气郁结更甚，从而导致精关失灵，不能射精。再结合患者症状、体征可见其病因还与瘀血、痰湿内阻有关，二者均可使精窍瘀阻而射精不出。故笔者拟方用逍遥散合甘麦大枣汤以疏肝解郁、养心安神，用合欢皮加强解郁安神；用胆南星、炙远志涤痰开窍，香附、川芎、丹参、牛膝行气活血，再以炒谷麦芽和胃消食，黄柏清郁热。由于方证合拍，故取效甚捷。

（参加"全国第三届中医男性病学术研讨会"交流论文，1991 年 9 月，庐山）

（三十三）急性重型银屑病治验一例

张某，男，30 岁，农民。1987 年 7 月 7 日初诊。自述于今年 4 月初，先在头顶部皮肤出现数个帽针头样大小的丘疹，极痒，故常用手搔抓，见有白色皮屑脱落。数天后，越发越多，满头皆是，并逐渐向面

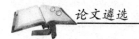
部、颈部直至全身蔓延。无数丘疹互相融合，状如地图，基底鲜红，表面布满白色皮屑。本市某医院诊为银屑病，予服白血宁及乙亚胺，外用软膏涂敷治疗三周余，效不佳，反而皮损更趋严重。故求某中医师治疗二月余，亦无显效。此时，全身皮肤已成大片红斑，部分区域出现乳头状突起。由于强行剥离皮屑，成为血淋淋之状，家人及同村人见之都不敢与其接近，儿童见之惊恐而逃。患者心情极度悲观和痛苦，后经其友介绍，前来就诊。症见：形体消瘦，精神痛苦，颜面、耳郭浮肿，红斑满布，上覆白色皮屑，剥离后呈现出血点点，已失其常形，视之如"怪物"，令人毛骨悚然。颈以下皮肤除掌、跖以及指、趾甲外，也布满红色斑丘疹，并融合成大片，几乎全身呈红皮状。胸腹多处皮损面略呈疣状，高低不平，表面覆盖白色鳞屑，剥除后，露出有光泽之嫩红色皮面，再行剥离则见筛状出血。口腔黏膜发生乳白色斑片，阴茎龟头发生无鳞屑之红斑。自觉肢体呈"紧束"状，大小关节活动不利。心中烦热，口苦咽干。渴喜冷饮，大便秘结，小便短赤，臊味浓烈。舌质红，苔黄腻，脉弦数。此乃毒热蕴伏血分，致营血蒸腾，风燥内生，肌肤失养而发病。证属血热风燥型，治宜清热解毒、凉血润燥、祛风止痒。审患者原服中药方，味少药轻，难治重病，故无显效，今以重剂投之。处方：生地 30g，麦冬 20g，知母 15g，鸡血藤 20g，紫草根 30g，生槐花 20g，丹参 30g，赤芍 15g，丹皮 15g，苦参 20g，白鲜皮 30g，地肤子 30g，金银花 30g，连翘 30g，炒黄柏 30g，生大黄 10g（后下），乌梢蛇 15g，露蜂房 15g，夜交藤 30g，土茯苓 30g，滑石 20g，生甘草 10g。用法：每日 1 剂，连续水煎 3 次，每次取汁 300ml，混匀后分 3 次于饭后半小时口服，每服 300ml。并利用每日剩下药渣再煎水 5 ~ 10kg，于晚睡前进行全身浸泡温浴半小时以上，然后以温清水洗净。嘱其头发、腋毛、阴毛宜剃光或剪短；禁用任何肥皂、香皂、药皂和化学洗膏、洗剂；停服其他中、西药物和外用药膏；禁食酒类及辛辣燥热和肥甘厚腻食品；精神乐观，专心调养治疗。

二诊（7 月 14 日）：应用上方内服外洗后，自觉皮肤瘙痒减轻，心中烦热稍减，皮损红色变淡，皮屑减少，但仍觉口苦咽干，大便仍燥，尿仍黄赤，舌质红，苔黄，脉弦数。此药已中病始效，病势受挫，宜原方再加味并再增大剂量投之。处方：生地50g，麦冬30g，知母20g，鸡血藤30g，紫草根30g，金银花30g，连翘30g，赤芍30g，丹参50g，苦参30g，白鲜皮30g，地肤子30g，土茯苓50g，乌梢蛇20g，露蜂房20g，生薏苡仁30g，川黄连10g，黄柏15g，生大黄15g（后下），滑石30g，生甘草10g，丹皮15g，夜交藤30g，侧柏叶15g，枳实15g。7 剂。

三诊（7 月 21 日）：患者喜形于色，精神振奋，烦热大减，口干已不显，食欲增进，大便软，日 3 次，尿色淡黄。皮肤瘙痒基本消失。查全身皮肤红斑大退，疣状突起已变平，皮屑大减，已见多处正常皮肤。口腔黏膜乳白色斑片及阴茎龟头之红斑已消失。舌质红，苔薄白，脉弦数。此邪热大衰，宜乘胜追击，守上方（二诊方）续用 7 剂。

四诊（7 月 28 日）：患者容光焕发，头面部、胸腹部及四肢伸侧面已显正常肤色，唯大腿内侧部皮肤尚有淡红斑，舌质淡红，苔薄白，脉弦带数。此余邪未尽，宜彻底肃清，促进康复。处方：以初诊方投之。7 剂。

五诊（8 月 4 日）：患者大喜，全身皮肤已正常，无色素沉着，体重净增5kg，已参加市区建筑工程队工作。舌质红，苔薄白，脉和缓。嘱患者守前方（四诊方，亦即初诊方）再服 1 月，以巩固疗效。

随访一年，至 1998 年 8 月 8 日来诊，诉旧病有复发之状。查双前臂伸侧面有数个点滴状皮疹，微红，微痒，并有少量白色皮屑，余处未见。口渴心烦，大便燥结，小便黄赤。舌质红，苔薄黄，脉弦数。此属银屑病轻度复发。证属血热风燥型。遂与上述二诊方再行内服兼浴洗 2 周，皮疹即退净，肤色恢复正常。又以前述初诊方治疗 1 个月，并嘱此后至年底，每月服此方 7 剂，以进一步巩固疗效。又随访二年，未见复发。

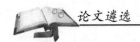
体会：急性重型银屑病临床不多见，笔者行医二十余载，曾治疗数例，此例最重。本病多由血热内蕴，熏蒸营阴，生风生燥，肌肤失养而成。治疗上，据笔者个人经验，宜清热、凉血、解毒、养阴、润燥、祛风、利湿数法合用。常用经验方为生地、麦冬、知母、鸡血藤（养阴润燥），丹皮、赤芍、丹参、紫草根（清热凉血），金银花、连翘、黄连、黄柏、大黄（清热解毒通下），地肤子、白鲜皮、苦参、夜交藤、乌梢蛇、露蜂房（祛风止痒），生薏苡仁、滑石、土茯苓（利水渗湿解毒），生槐花、侧柏叶（凉血止血）。用量：年大体弱者轻剂，年轻体壮者重剂。用法：内服兼浴洗（温浴），内服宜大量，浴洗宜浸泡。疗程：通常 1～2 月，以临床治愈为止。预防复发：在临床治愈后半年至一年内，每月轻剂内服 7 剂，可巩固疗效。

（参加"首届中医药发展论坛暨 2006 全国中医药品牌博览会"论文交流，2006 年 12 月，北京）

（三十四）单纯中药治疗晚期肝癌一例

吴某，女，55 岁，农民，1997 年 6 月 24 日初诊。

病史：自述有乙肝史 20 年，近半个月来出现右上腹剧烈疼痛，消瘦乏力，食欲较差。本院 B 超示：肝右后叶见一增强回声区 36mm × 24mm，肝左叶见一增强回声区 18mm × 19mm。脾脏最大宽径 50mm，长度 165mm，胆囊后壁 4mm × 4mm 光团，无声影，无移动，胰腺未见异常。肿瘤标志物检测：AFP 676.2μg/L，CEA 11.1μg/L；肝纤维化指标：HA 825.4μg/L。西医诊断为：肝硬化并肝内多发性实质占位，胆囊壁水肿伴息肉样改变，脾肿大，少量腹水。曾先后到本市某著名肝胆外科中心及肿瘤医院求医，均被认为"原发性肝癌晚期，无法手术"。因患者不愿做放、化疗，故回家求治于中医。刻诊：精神萎靡、全身乏力，头晕目眩，胃脘痞胀，食欲不振，右上腹疼痛甚。大便量少，小便微黄。舌质淡红，尖边有瘀点、瘀斑，苔白微黄腻，脉弦细数。证属气血两亏，热毒凝聚，肝脾血瘀，水湿内停。治宜益气养血，清热解毒，活血化瘀，利水渗湿。方用笔者经验方"护肝消癌汤"加减治疗。药物：生黄芪30g，当归15g，鸡血藤30g，党参30g，柴胡10g，枳实15g，白芍15g，白术15g，茯苓15g，猪苓15g，丹参30g，八月札30g，川楝子15g，延胡索30g，生山楂30g，三棱15g，莪术15g，鳖甲12g，白花蛇舌草30g，石见穿30g，半枝莲30g，甘草10g。7剂，每日1剂，清水浸泡1小时后，连续水煎3次，每次取汁250ml，混匀后分早、中、晚3次服完。嘱：卧床休息，不宜家务劳动；不食辛辣燥热及肥甘厚腻食品。

二诊（7月2日）：肝区疼痛减轻，能进食少许，近来出现夜间发热38℃，大便略干。药见初效，宜守上方加黄芩15g，地骨皮50g，改三棱20g，莪术20g。14剂。

三诊（7月16日）：肝区疼痛消失，但活动多时仍有疼痛，食欲较好，夜间已不发热，二便正常。示病情进一步好转。守上方加制乳香6g，制没药6g，郁金15g。14剂。

四诊（7月31日）：肝区不痛，食欲较好，体重增加，二便正常。舌质淡红，舌尖边瘀点、瘀斑明显变淡，舌苔薄白。已从事家务及田间一般劳动。嘱按三诊方在家坚持服用，有特殊情况时即来复诊，12月中旬来本院复查。

五诊（12月15日）：肝区不痛，精神较好，食欲正常。B超复查：肝右后叶见一增强回声区23mm×16mm；肝左叶见一增强回声区10mm×11mm；脾脏最大宽径42mm，长度140mm。胆囊后壁见一中等回声光团4mm×3mm，无声影，无移动。未见腹水。肿瘤标志物复查：AFP 19.5μg/L，CEA 4.4μg/L，肝纤维化指标：HA 511.7μg/L。示肝内肿块已明显缩小，肝纤维化程度在减轻，疗效满意。因患者家庭经济困难，要求改用既省钱又方便的中成药治疗，故予丹栀逍遥丸合归脾丸、大黄䗪虫丸治疗。

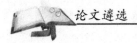
5 年后，于 2002 年 11 月 14 日，患者丈夫来告，其妻近 5 年来一直不间断服用中药治疗，效果较好，不仅能生活自理，还能操劳家务。但近半年来因从事较繁重的体力劳动，导致病情反复、加重。肝区剧痛，全身黄疸，发生呕血及柏油状大便，腹水大量，出现肝昏迷。急入本市某医院治疗 3 日，终因病势深重，于 9 月 14 日抢救无效而死亡。

按：肝癌在中医学属于"癥瘕""积聚"，其病因病机复杂，表现为脏腑失调，正气虚弱，气滞血瘀，邪毒凝聚，乃本虚标实之复合证。治宜复法复方，当攻补兼施，即扶正祛邪。一般以补为主，以攻为辅。笔者经验方"护肝消癌汤"即针对本病之复合病机，故有较好疗效。该患者先期即采用本方加减治疗，使病情较快好转。在病情基本稳定后应患者家人要求，改用中成药丹栀逍遥丸合归脾丸、大黄䗪虫丸治疗 4 年余，疗效较好。只因患者家境贫困，操劳过多，使病情反复、加重而救治无效。

本例肝癌单纯应用中药治疗，能存活 5 年余，其生活质量不差，当属不易。实践证明，西医单纯强调的对癌症（包括晚期癌症）必须采取手术切除癌肿和放、化疗杀灭癌细胞的治疗手段才能使患者生存的理念是非常片面的，因为晚期癌症患者的体质已极差，已经丧失抗病能力，如仍坚持采用手术和放、化疗的治法，可能杀死了癌细胞，同时患者的生命也往往完了。甚至，癌细胞还未被杀死，患者已没命了。这不符合"以人为本，治病救人"的医学目的。而中医扶正祛邪治疗晚期癌症，采取的是通过提高患者的抗邪能力，去预防、抑制癌毒对人体的侵蚀。所谓"正气存内，邪不可干"。这是让患者"带瘤生存"的治疗方法，可以有效地提高患者的生活质量，延长生存期。中医的这一治疗理念，目前已为越来越多的西医界人士所认识和接受，为中西医结合治疗晚期癌症开拓了新思路，找到了新方法，真正给晚期癌症患者带来了福音！

国 际 论 坛

（一）参加"澳大利亚维多利亚州中医立法八周年纪念大会暨中澳中医药发展论坛"（2008 年 6 月 23—24 日，墨尔本）

大会演讲："复方壮阳汤治疗阳虚型 ED150 例"

阴茎勃起功能障碍（中医称阳痿，英文简称 ED）为男性亚健康表现之一。笔者从 2005 年 5 月—2007 年 5 月，应用自己的经验方"复方壮阳汤"治疗命门火衰型（亦即肾阳虚型）ED 200 余例，取得了较为满意的疗效。现对其中 150 例资料完整者进行整理统计，报道如下。

1. 临床资料

诊断标准参照《阴茎勃起功能障碍》[1]。依据勃起功能国际问卷（IIEF - 5）评价患者勃起功能障碍的程度，分轻、中、重三级。轻度：指既往 3 ~6 个月间性生活中有少数几次发生勃起功能障碍，IIEF - 5 评分在 12 ~21。中度：指既往 3 ~6 个月间性生活中有一半时间发生勃起功能障碍，IIEF - 5 评分在 8 ~ 11。重度：指多数性生活时不能勃起或维持勃起，也即完全性勃起功能障碍，IIEF - 5 评分为 5 ~7。

辨证标准参照《中医证候鉴别诊断学》[2]。命门火衰证为：阳痿不举，神倦畏寒，面色苍白，腰膝酸软，精冷滑泄。舌质淡，苔薄白，脉沉弱。

病例选择时，删除由于某些严重疾病（心血管病、糖尿病、高脂血症、神经疾病、内分泌疾病、精神疾病等）和外科手术等导致的勃起功能障碍。本组 150 例均为我院专科门诊患者。年龄在 30 岁以下者30 例，31 ~40 岁 37 例，41 ~50 岁 41 例，51 岁以上者 42 例。病程 1 年

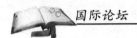
以内者 44 例，1~2 年 60 例，3~4 年 26 例，5 年以上者 20 例。勃起功能障碍程度为轻度 52 例，中度 69 例，重度 29 例。并发症：勃起功能障碍合并早泄 21 例，合并迟泄 8 例，合并性欲减退 30 例，合并性快感障碍 18 例。

2. 治疗方法

应用笔者经验方"复方壮阳汤"治疗。处方：黄芪 30g，党参 20g，白术 15g，当归 15g，仙灵脾 15g，巴戟肉 20g，鹿角片 15g，枸杞子 20g，菟丝子 20g，熟地 20g，阳起石 20g，露蜂房 10g，蛇床子 20g，红花 10g，炮附子 6g，木香 15g，蜈蚣 3 条，甘草 10g。每日 1 剂，连续水煎 3 次，每次取汁 150ml，混匀后分早、中、晚 3 次服完。1 个月为 1 个疗程，治疗 3 个疗程后统计疗效。治疗期间停用其他药物和治法。

3. 疗效标准

近期治愈：神倦畏寒、腰膝酸软等症消失；阴茎勃起坚硬有力，能进行满意的性生活，随访半年以上无复发。有效：神倦畏寒、腰膝酸软等症明显好转；阴茎勃起功能障碍由重度转为中、轻度，由中度转为轻度者。无效：神倦畏寒、腰膝酸软等症无好转或略有好转；阴茎勃起功能保持原状，治疗前后变化不大。

4. 治疗结果

近期治愈 90 例（60%），有效 51 例（34%），无效 9 例（6%）。总有效率为 94%。

5. 体会

现代中医对 ED 的病因病机研究认为，阳痿的病因病机当以心理失衡 - 肾虚 - 血瘀为轴线[3]。复方壮阳汤组成之各类药物与上述病机具有很强的针对性，这是本方治疗 ED 取得佳效的根本原因。复方壮阳汤具有温肾暖肝、益气健脾、活血强阴、催欲助勃、兴阳振痿之功效。药理研究证实，黄芪、白术等补气类药具有增强免疫功能和强壮抗衰老等作用，当归、红花等活血类药具有改善血流动力学、血液流变学和改善微循环等作用，仙灵脾、鹿角片、菟丝子、蛇床子等补肾壮阳类药具有增强下丘脑－垂体－性腺轴等内分泌系统的分泌功能，具有雄激素样作用，能提高血浆睾酮含量，提高性机能。同时，补肾壮阳类中药还富含人体必需的微量元素，其中以锌、锰、铁的含量较高。这些研究成果为复方壮阳汤治疗阳虚证 ED 提供了科学的理论根据。

参考文献

［1］郭应禄. 阴茎勃起功能障碍［M］. 北京：北京医科大学出版社，1999：56.

［2］赵金铎. 中医证候鉴别诊断学［M］. 北京：人民卫生出版社，1987：149.

［3］盛生宽. 从心理失衡肾虚致瘀论治阳痿［J］. 中医杂志，1997，38（7）：399.

（二）参加"美国旧金山国际中医药学术交流研讨会"（2010 年 3 月 13—14 日，旧金山）

大会演讲："介绍一个治疗慢性前列腺炎的经验方——前列清汤"

慢性前列腺炎为男科常见病、多发病，也是难治病之一。本病归属于中医的"淋证""精浊""白淫"等范畴。其病位在肾、膀胱和精室，病机多为寒热错杂、虚实互现、阴阳紊乱。本病以肾精亏损、脾失健运为本，湿热下注、络脉瘀阻为标，标本相夹为患，互为影响，使病情错综复杂。故中医对本病的辨证中较常见的一个证型为"脾肾阳虚兼精室湿热、瘀阻络脉证"。笔者在长期的中医男科临证实践中，针对上述病机，创立了经验方——复方前列清汤。

近年来的临床研究所见，以复方前列清汤治疗"脾肾阳虚兼精室湿热、瘀阻络脉"型慢性前列腺炎 30 例为治疗组，与以西药左氧氟沙星片治疗 30 例为对照组，从总体疗效看，治疗组的愈显率为 53.33%，

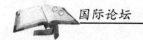
对照组为 16.67%，两组比较差异有显著性意义（*P* < 0.05）。从改善临床症状（积分）看，两组比较差异有显著性意义（*P* < 0.05）。从 EPS 白细胞变化（积分）看，两组比较差异有非常显著性意义（*P* < 0.01）。证明复方前列清汤治疗"脾肾阳虚兼精室湿热、瘀阻络脉"型慢性前列腺炎有显著的临床疗效。

现将本方的组成、用法、功效、方解及临证加减等介绍于下。

1. 组成

黄柏 15g，栀子 15g，附子 10g，干姜 10g，苦参 20g，金银花 30g，红藤 30g，败酱草 30g，瓦松 30g，土茯苓 30g，巴戟天 20g，黄芪 30g，苍术 15g，薏苡仁 30g，石韦 30g，牡蛎 30g，皂角刺 10g，牛膝 15g，水蛭 10g，甘草 10g。

2. 用法

（1）口服：每日 1 剂，清水浸泡 1 小时后连续煎煮 3 次，每次取汁 150ml，混匀后分早、中、晚 3 次服完。

（2）坐浴：将上述汤剂煎好后剩下之药滓再加水 2000ml 左右，煎出 1000 ~ 1500ml 药汤，置于盆中，待降温至 45 ~ 50℃ 时行肛门坐浴 10 ~ 15 分钟，每晚睡前 1 次。

3. 功效

温补脾肾、清热解毒、散寒祛湿、化瘀通络。

4. 主治

慢性前列腺炎，反复发作，经久不愈，畏寒肢冷，腰膝酸软，大便软或溏薄，会阴坠痛，尿道灼热，尿频尿急，尿末滴白，阴囊潮湿。前列腺触诊质地饱满、局限性压痛。前列腺镜检 WBC ≥ 10 个/HP（WBC + ~ + + + +）。舌质淡红或紫黯，苔白腻或黄腻，脉沉细涩。

5. 方解

慢性前列腺炎由于病程漫长，久病必虚，久病必瘀，形成本虚标实之证。本虚为整体脾肾阳气虚衰，标实为局部精室湿热瘀阻，呈现寒热错杂、虚实互现、阴阳混乱之象。治宜扶正祛邪，攻补兼施。方以黄柏、栀子清热燥湿、凉血解毒，附子、干姜温阳散寒，共为君药；苦参、金银花、红藤、败酱草、瓦松、土茯苓清热解毒，巴戟天、黄芪温肾健脾，共为臣药；苍术、薏苡仁、石韦燥湿健脾、利湿通淋，牡蛎、皂角刺化痰软坚、消肿散结，牛膝、水蛭活血通络，共为佐药；甘草调和诸药，为使药。全方寒热并用，补泻同施，共奏温补脾肾、清热解毒、散寒祛湿、化瘀通络之功。

6. 临床应用

本方为治疗慢性前列腺炎经验方，适于中医辨证为脾肾阳虚兼精室湿热、瘀阻络脉之证。若无畏寒肢冷、大便溏薄等阳虚之症，方中宜去附子、干姜；若畏寒肢冷、大便溏薄等阳虚之症较严重者，方中附子可加重剂量（10～20g），并可再加吴茱萸6～10g；若腰酸腰痛严重者，可加桑寄生、狗脊各20g；若会阴部胀痛重者，加川楝子15g，延胡索30g，三棱15g，莪术15g；若尿道灼热刺痛明显者，加制乳香、制没药各12g（包煎），白茅根30g，滑石20g；若有血精者，加大小蓟炭各15g，白及15g，侧柏炭15g，藕节炭30g，炒槐花30g，生三七粉3～6g（冲服）。

（三）参加"捷克第49届世界传统医学大会"（2011年4月23—24日，布拉格）

大会演讲："胃炎平汤治疗慢性胃炎经验介绍"

慢性胃炎是一种常见病、多发病，其病因尚未完全明了。临床可见脘腹不适、疼痛、食后饱胀、嗳气、恶心等，缺乏特异性症状。根据笔者40余年的临床经验，本病的主要病机为寒热错杂，虚实互现，升降失调。由于脾胃同居中焦，关系十分密切，临证多见脾病及胃，胃病累脾，故中医治疗慢性胃炎常脾胃同治。脾病多虚多寒，主要表现为神疲乏力，食欲不振，大便溏泄等症。胃病多实多热，主要表现为胃中灼

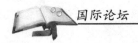

热，口渴口苦，大便秘结等症。故治疗慢性胃炎用药常寒热并用，补泻同施。脾主升胃主降，升降失调则表现为心下痞，上为干呕或呕吐，下为腹痛肠鸣而下利，故治疗慢性胃炎用药还须苦降辛开，调和脾胃，复其升降。综合起来，慢性胃炎的治疗应是清热散寒，健脾益气，和胃降逆，消痞止痛。笔者创新研制的"胃炎平汤"即体现了上述治法。

1. 处方

党参30g，炒川连3g，炒黄芩10g，淡吴茱萸3g，淡干姜10g，姜半夏15g，白术15g，枳实15g，香附15g，荔枝核15g，蒲公英30g，甘草10g，大枣15g。

2. 适应证

上方适用于慢性胃炎患者寒、热证候表现程度相同者。

3. 常用辨证、辨病加减法

（1）若病证寒重于热（患者饮食偏喜温，舌质较淡，边有齿印，苔白腻等）：上方减去炒黄芩，淡吴茱萸用至6g。

（2）若病证热重于寒（患者饮食偏喜凉，舌质较红，苔薄黄腻等）：上方减去淡吴茱萸，炒川连用至6g，炒黄芩用至15g。

（3）若嗳气、呃逆、恶心、呕吐：

①热偏重者，可加生代赭石20g，旋覆花10g（包煎），柿蒂15g，竹茹10g。

②寒偏重者，可加公丁香10g，刀豆15g，苏叶10g，藿香10g。

③症状较严重者，再加沉香9g（后下）

（4）若胃腹痛较甚：

①热偏重者，加炒川楝子15g，炒延胡索30g，徐长卿30g。

②寒偏重者，加炒九香虫10g，台乌药15g，甘松10g。

③瘀血痛者，加蒲黄、五灵脂各10g（包煎）。

（5）若胸闷不舒者：加佛手10g，木蝴蝶10g。

（6）若食欲不振者：加鸡内金15～30g。

（7）若反酸多者：加乌贼骨30g，煅瓦楞子30g。

（8）若大便溏薄者：加补骨脂15g，炮附子10～30g（先煎1小时）。

（9）若大便秘结者：

①寒秘者，加炮附子10g，细辛5g，制大黄10～15g。

②热秘者，加生大黄6～10g（后下）。

（10）若有胃出血者：加白及15g，生三七粉6g（分3次冲服）。

（11）若胃腹胀满重者：加三棱15～30g，莪术15～30g。

（12）若有胃下垂者：枳实用至30g，加生黄芪30g，大腹皮30g。

（13）若有幽门螺杆菌（Hp）者：加连翘10～15g。

（14）若为萎缩性胃炎，缺乏胃酸者：加生山楂30g。

（15）若为胆汁反流性胃炎：加竹茹10g，生代赭石20g，旋覆花10g（包煎）。

（16）若为胃癌者：加八月扎30g，炒延胡索30g，生薏苡仁30g，干蟾皮9g，云南白药1.2g（分3次冲服）。

4. 注意事项

（1）日常进食容易消化吸收的食物。

（2）少吃或不吃盐渍、烟熏和不新鲜食物。

（3）避免吸烟、酗酒。

（4）胃热偏重者，忌食辛辣燥热食物。

（5）胃寒偏重者，忌食寒凉肥腻食物。

（6）嗳气泛酸者，忌食酸性食物。

（7）保持良好的心态和乐观的情绪，避免过度紧张的精神劳动。

（8）尽可能避免服阿司匹林、芬必得、吲哚美辛、利舍平等损害胃黏膜的药物。

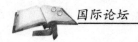
（四）参加"台湾第82届国医节暨2012国际中医药学术论坛"
（2012年3月17—18日，台北）

分会演讲："张仲景创制寒热药共用经典方剂探讨"

张仲景是中医方剂史上创制寒热药共用经典方剂的先师。笔者通过对其在《伤寒论》和《金匮要略》中以寒热药共用组成的方剂进行梳理、分析，发现有三种寒热药共用组方方法。

1. 寒热并治法

该法是针对疾病发生发展过程中表现为寒证和热证同时存在的寒热错杂证，需要寒热并治而采取的寒热药共用组方方法。其重要特点是：遣药组方时，药物的性味和功用全取。

（1）寒热在表、里和半表半里

①表寒里热证

例：大青龙汤（《伤寒论》）——麻黄、桂枝、炙甘草、杏仁、生姜、大枣、石膏。方中温热药麻黄、桂枝、生姜解表散寒，寒凉药石膏清热除烦。

②表热里寒证

例：竹叶汤（《金匮要略》）——竹叶、葛根、防风、桔梗、人参、桂枝、附子。方中寒凉药竹叶、葛根发散风热，温热药桂枝、附子固护里阳。

③半表半里兼表寒证

例：柴胡桂枝汤（《伤寒论》）——桂枝、黄芩、人参、甘草、半夏、芍药、大枣、生姜、柴胡。方中寒凉药柴胡、黄芩和解半表半里（少阳邪热），温热药桂枝发散风寒。

④半表半里兼里寒证

例：柴胡桂枝干姜汤（《伤寒论》）——柴胡、桂枝、干姜、栝蒌根、黄芩、牡蛎、甘草。方中寒凉药柴胡、黄芩和解半表半里（少阳邪热），温热药桂枝干姜温里祛寒。

（2）寒热在脏腑

①脏寒腑热证

例：苓甘五味加姜辛半杏大黄汤（《金匮要略》）——茯苓、甘草、五味子、干姜、细辛、半夏、杏仁、大黄。方中温热药干姜、细辛、半夏温肺化饮，寒凉药大黄通利大便泄胃热。

②脏热腑寒证

例：黄连汤（《伤寒论》）——黄连、甘草、干姜、桂枝、人参、半夏、大枣。方中寒凉药黄连清心除烦，温热药干姜、桂枝温散胃寒。

③寒热在同脏

例：小青龙加石膏汤（《金匮要略》）——麻黄、桂枝、芍药、细辛、甘草、干姜、五味子、半夏、石膏。方中温热药桂枝、细辛、干姜、半夏温肺化饮，寒凉药石膏清肺热（肺中寒饮郁热）。

④寒热在同腑

例：橘皮竹茹汤（《金匮要略》）——橘皮、竹茹、大枣、生姜、甘草、人参。方中温热药生姜温胃阳，寒凉药竹茹清胃热（胃寒郁热）。

⑤寒热在异脏

例：栀子干姜汤（《伤寒论》）——栀子、干姜。方中寒凉药栀子清心除烦，温热药干姜温脾散寒。

⑥寒热在异腑

例：乌梅丸（《伤寒论》）——乌梅、细辛、干姜、黄连、当归、附子、蜀椒、桂枝、人参、黄柏。方中寒凉药黄连、黄柏清胃火，温热药干姜、细辛、附子、桂枝、蜀椒温肠寒。

2. 去性取用法（革性存用法）

该法主要在治疗某些纯寒、纯热证时应用。即用大队温热药治疗寒证时，选用少量寒凉药于其中，则此药的寒性去，功用仍保留；用大队寒凉药治疗热证时，选用少量温热药于其中，则此药的热性去，功用仍

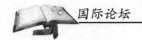
保留的一种组方方法。其重要特点是：遣药组方时，对某些药物但取其功用，非取其性味。

（1）寒药去性取用

例：①大黄附子汤——大黄、附子、细辛。方中温热药附子、细辛温阳散寒，寒凉药大黄为去性取用，即其寒性被附子、细辛之热性革除，保留其泻下通便之功用。②栝蒌薤白白酒汤(《金匮要略》)——栝蒌实、薤白、白酒。方中温热药薤白、白酒通阳豁痰，寒凉药栝蒌实为去性取用，即其寒性被薤白、白酒之热性革除，保留其化痰散结之功用。

（2）热药去性取用

例：①木防己汤(《金匮要略》)——木防己、石膏、桂枝、人参。方中寒凉药石膏、木防己清热利湿，温热药桂枝为去性取用，即其热性被石膏、木防己之寒性革除，保留其通阳行水之功用。②黄芩加半夏生姜汤(《伤寒论》)——黄芩、芍药、甘草、大枣、半夏、生姜。方中寒凉药黄芩清热止利，温热药生姜、半夏为去性取用，即其热性被黄芩之寒性革除，保留其降逆止呕之功用。

3. 反佐法

该法是指在治疗热证的寒剂中选加热性药，在治疗寒证的热剂中选加寒性药。这些加入的药物，主要是取其在方剂中发挥"性味"的作用，从反面协助诸药起相反相成之效的一种配伍方法。其重要特点是：遣药组方时，对某些药物但取其性味，非取其功用。现将反佐药物的用法举例如下。

（1）作引经之用

例：通脉四逆加猪胆汁汤(《伤寒论》)——甘草、干姜、附子、猪胆汁。方中热药附子、干姜逐寒回阳，猪胆汁苦寒作反佐，引阳药直达阴分（从阴引阳）。

（2）作监制之用

例：黄土汤（《金匮要略》）——黄芩、附子、灶中黄土、干地黄、白术、阿胶、甘草。方中热药附子温中扶阳，黄芩苦寒作反佐，以监制附子刚燥之性。

（3）作行气之用

例：薏苡附子败酱散（《金匮要略》）——薏苡仁、附子、败酱草。方中寒性药薏苡仁、败酱草清热排脓消痈，微用附子作反佐，假其辛热而行郁滞之气。

（4）作行血之用

例：王不留行散（《金匮要略》）——黄芩、蒴藋叶、桑根白皮、王不留行、厚朴、芍药、甘草、干姜、川椒。方中黄芩、桑根白皮凉血止血，反佐干姜、川椒之温热而行血瘀。

（5）作降下之用

例：柏叶汤（《金匮要略》）——柏叶、马通汁、干姜、艾叶。方中热药干姜、艾叶温中止血，反佐柏叶、马通汁之苦寒使上溢之血抑之使降，引之使下，则妄行之血顺而能下，下而能守。

（五）参加"马来西亚第51届世界传统医学大会"（2013年6月24—25日，吉隆坡）

大会演讲："清胆排石汤治疗胆结石和慢性胆囊炎50例"

1990年6月—2010年6月，笔者应用经验方清胆排石汤治疗胆结石和慢性胆囊炎50例，取得了良好的疗效。现总结报告如下。

1. 临床资料

全部病例均为适应门诊保守治疗且自愿或要求服用中药治疗的患者。诊断依据《现代外科诊断与治疗》（董方中等主译. 现代外科诊断与治疗. 第1版. 安徽：安徽科学技术出版社，1984：466.）中关于"胆结石和慢性胆囊炎"的"诊断要点"。本组50例中，男18例，女

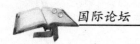
32 例。年龄 25 ~ 65 岁，平均年龄 47.5 岁，以 40 ~ 50 岁为多。病程 2 ~ 5 年者 31 例，5 年以上者 19 例。单纯慢性胆囊炎 11 例；慢性胆囊炎合并胆结石 39 例，其中胆囊结石 28 例，胆囊结石兼胆总管结石 4 例，胆囊结石兼肝胆管结石 7 例。

2. 治疗方法

本组病例均采用中药复方清胆排石汤治疗，未加用其他药物和治法。方剂组成：柴胡 10g，黄芩 15g，半夏 15g，薏苡仁 30g，郁金 15g，金钱草 30g，虎杖 30g，赤芍 15g，制大黄 10g，枳实 15g，香附 15g，三棱 15g，莪术 15g，鸡内金 15g，威灵仙 15g，甘草 10g。加减法：腹痛甚者，加川楝子 15g，延胡索 30g；腹胀甚者，加大腹皮 20g 或莱菔子 30g；呕恶重者，加吴茱萸 3g，黄连 6g，旋覆花 10g（包煎），代赭石 20g；便秘重者，制大黄改为生大黄 10g（后下）；热毒重者，加龙胆草 15g，山栀 15g，败酱草 30g；结石较大者，加急性子 15g，鳖甲 15g；黄疸明显者，加茵陈 30g；瘀血明显者，加红花 10g，王不留行 15g；气阴亏损者，加党参或黄芪 30g，麦冬 20g，生地 20g；脾肾阳虚者，去赤芍、制大黄，加炮附子 10g，干姜 10g，白术 15g，党参 30g。每日 1 剂，连续水煎 3 次，每次取汁 150ml，混匀后分早、中、晚 3 次服。有胆结石者，服药后宜多运动，不忌油腻食品，以利于排石。2 周为一疗程，每疗程结束进行 B 超复查。最长治疗观察 3 个疗程。

3. 疗效标准

痊愈：症状、体征消失；合并胆结石者，B 超示结石已排净。好转：症状消失，仍有轻度体征；合并胆结石者，B 超示结石有部分已排出。无效：症状、体征无明显缓解；合并胆结石者，B 超示结石无变化。

4. 治疗结果

痊愈 22 例（44%），其中单纯慢性胆囊炎 10 例，慢性胆囊炎合并胆结石而结石排净者 12 例。好转 21 例（42%），其中单纯慢性胆囊炎

1 例，慢性胆囊炎合并胆结石有部分排出者 20 例。无效 7 例（14%），均为慢性胆囊炎合并胆囊结石兼肝胆管结石。总有效率为 86%，治疗过程中，嘱患者每日淘洗粪便，发现排出的胆总管最大结石为 1.5cm×0.9cm×0.6cm，为一位 32 岁的女患者。大多数为米粒样、绿豆样至黄豆样大小的结石。

5. 体会

（1）胆结石和慢性胆囊炎每多同时存在，其成因由气、血、食、湿、热、虫等内郁或走窜，与肝、胆、脾、胃、大肠等脏腑升降失常互为因果所致。故方中柴胡、枳实、香附疏肝行气，黄芩（虎杖）清热解毒，金钱草、郁金、虎杖、威灵仙利胆排石，赤芍（郁金）凉血活血，三棱、莪术破瘀消积，薏苡仁、半夏健脾化湿，鸡内金运脾消积，制大黄荡肠通腑。全方配伍周密，切中胆结石和慢性胆囊炎的病因病机，故疗效甚好。

（2）由于胆结石和慢性胆囊炎具有反复发作的特点，所以服用本方治疗必须要有耐心，要坚持长期和间歇相结合的方针。即使经治疗后痊愈的患者也应继续坚持服药 1～3 月或更长时期，一般每月服 7～10 剂，以巩固疗效，防止或减少复发。在治疗的同时，注意综合调养，多食新鲜蔬菜、水果、清淡易消化食物，少食或不食肥甘厚腻（胆结石治疗期间除外）及辛辣燥热食品，也有利于预防复发。

（六）参加"首届聚医杰中韩国际传统医药学术交流会"（2014 年 6 月 10—11 日，庆州）

交流论文："生精助育汤治疗男性少、弱精子症经验介绍"

近年来，男性不育患者呈逐年增长的趋势，主要表现在标志男性生育能力最关键的指标——精子质量在不断下降。根据我们对男性不育症二十多年的临床治疗观察，发现男性精子数量减少及活动力减弱确实是导致男性不育的重要原因之一。这种少、弱精子症患者大多表现为

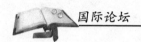
"脾肾亏损兼气血不足"，用我们的经验方"生精助育汤"治疗，能获得满意的疗效。

现把我们 2005 年 5 月—2010 年 5 月，用经验方生精助育汤治疗的 50 例脾肾亏损兼气血不足之少、弱精子症做回顾性总结如下。

1. 临床资料

（1）一般资料：50 例均为就诊于本院中医男科的门诊患者。年龄 22～40 岁，婚龄 2～6 年。采集精液标本时，要求禁欲 5～7 日，以手淫法采集精液于清洁干燥玻璃管内，置 37℃ 恒温箱内液化待检。检测方法采用计算机辅助精液分析技术（WLJY－900 型北京伟力彩色精子质量检测系统软件）配合载物台温控仪以 Macro 计数操作全套相关分析。

（2）西医诊断：①男子不育症：育龄男女同居 2 年以上，性生活正常，未采取避孕措施，女方未生育，责任在男方者[1]。②少、弱精子症：精子密度低于 $20 \times 10^6/ml$ 为少精子症；具有前向运动的精子少于 50%（a 级＋b 级），或 a 级精子少于 25% 为弱精子症[2]。

（3）中医辨证：（脾肾亏损兼气血不足证）参照《中医鉴别诊断学》[3]。症见神疲乏力，腰膝酸软，眩晕耳鸣，食欲欠佳，大便溏薄，小便清长，舌淡苔白，脉沉细弱。

2. 治疗方法

（1）处方：炙黄芪 30g，当归 15g，党参 20g，黄精 15g，巴戟天 15g，益智仁 15g，仙灵脾 15g，枸杞子 15g，菟丝子 20g，白术 15g，鸡血藤 20g，山茱萸 15g，山药 20g，茯苓 20g，木香 15g，炙甘草 10g，熟三七粉 6g（分 3 次冲服）。

（2）用法：上方每日 1 剂，清水浸泡 1 小时后连续煎煮 3 次，每次取汁 150ml，混匀后分早、中、晚 3 次服。一个月为一个疗程，连续三个月，评价疗效。嘱患者戒烟禁酒，不食寒凉肥腻食品。

（3）处方加减：①有失眠者，加酸枣仁 15g，远志 10g，五味子 10g；②脘痞腹胀者，加鸡内金 15g，枳壳 15g，厚朴 15g；③阴茎勃起功能障碍者，加蜈蚣 3 条，蜂房 10g，阳起石 15g；④早泄者，加锁阳 15g，煅龙骨 30g，煅牡蛎 30g，芡实 30g；⑤畏寒肢冷者，加炮附子 10g，干姜 10g，鹿角片 15g。

3. 治疗结果

（1）疗效判断标准：①治愈：配偶受孕；②显效：虽未受孕，但治疗后精液分析精子数量、活动率、活动力均正常；③有效：精液分析精子质量好转（级间改善）；④无效：治疗前后无变化。

（2）临床疗效：①治愈 13 例；②显效 14 例；③有效 18 例；④无效 5 例。总有效率为 90%。

4. 讨论

（1）中医学认为，肾为先天之本，主藏精。其藏有“先天之精”和“后天之精”。“先天之精”来源于父母生殖之精，“后天之精”来源于脾胃等脏腑化生之精微物质。先、后天之精在肾中密切结合组成肾中精气，以维持机体的生命活动和生殖能力。正如《景岳全书》云：“人之始生，本乎精血之源；人之既生，由乎水谷之养。非精血无以立形体之基，非水谷无以成形体之壮。精血之司在命门，水谷之司在脾胃。故命门得先天之气，脾胃得后天之气也。是以水谷之海本赖先天为主，而精血之海又必赖后天为之资。”故男性不育症之病位主要在肾，其病机主要为肾气不足，精亏血少；脾失健运，精微不足。可见脾肾亏损则不能生精，气血不足则不能化精，从而导致不育。因此，补肾健脾、益气养血是治疗男性不育的重要法则。

（2）生精助育汤以仙灵脾、巴戟天、黄芪、当归为君药，补肾助阳，益气生血；以枸杞子、菟丝子、制首乌、山茱萸、党参、白术、茯苓、黄精为臣药，滋肾益精，补中益气；以益智仁、三七为佐药，固精止遗，养血活血；木香、甘草为使药，行散滞气，缓和药性。诸药合用，共奏补肾健脾、益气养血之功。现代中药药理及临床研究证明，仙灵脾、巴戟天、益智仁等补肾助阳类中药对下丘脑－垂体－性腺轴功能

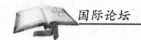
具有调节作用，能促进精子发生、成熟和改善附属性腺功能[4]。党参、黄芪等补益元气类中药能提供给精子运动的能量；枸杞子、菟丝子、山茱萸等滋肾益精类中药可促进精子的生成；制首乌、黄精等补肾养阴类中药能通过抗氧化作用阻止活性氧（ROS）对精子产生损伤[5]。三七、当归等养血活血药能改善组织缺血、缺氧，使睾丸、前列腺、精索静脉丛的血循环改善，生精细胞功能能得到重新调节，促进精子的产生、活力提高[6]。这些均为"生精助育汤"能治疗少精弱精不育症提供了科学的理论根据。

临床实践证明，"生精助育汤"对脾肾亏损、气血不足之男性少、弱精子所致不育症有较好的治疗价值。

参考文献

［1］曾庆琪．不孕不育症中医治疗［M］．南京：江苏科学技术出版社，2003：40.

［2］周庆葵，邱亿腾．中西医结合男性不育症诊疗手册［M］．北京：人民军医出版社，2002：2.

［3］赵金铎，张镜人，张震．中医证候鉴别诊断学［M］．北京：人民卫生出版社，1987：47，175.

［4］秦素，单鸣，罗华，等．男性少弱精子症的中西药治疗临床观察［J］．中国男科学杂志，2006：20（8）：65.

［5］张慧琴，赵洪鑫，张爱军，等．补肾生精汤与卵泡浆内单精子注射治疗男性严重少、弱精子症不育的临床观察［J］．中国中西医结合杂志，2007，27（11）：975.

［6］陈志强，江海身．男科专病中医临床诊治［M］．北京：人民卫生出版社，2000：410.

冬 令 膏 方

一、膏方知识

（一）膏方滋补须知

冬令进补，服用膏滋药（膏方），既是中医的一种传统补法，也是"治未病"的重要方法，具有强身防病及调治慢性病和亚健康的确切效果，所以深受广大群众欢迎。但在应用膏滋药进补前、后，要重视以下事项。

1. 开膏方要选择良医。选择具备中医执业资格和丰富临床经验、具有优良职业道德和社会信誉度好的高年资中医师开膏方，是保障膏滋药有确切效果的前提。

2. 配膏方要辨证施补。辨证论治和个性化调治是中医的科学精髓，所以忽视辨证、盲目开方、堆砌用药、千人一方、全家通用式的膏方与辨证施补背道而驰，不会有确切的效果。

3. 吃膏方要分析反应。极少数有特异体质的人在吃膏方时可能会发生某些反应，诸如恶心、肠鸣、腹泻等情况，多由于胃肠道尚未适应所致，可先吃些"领路药"，也可采取少服、慢服或改在饭后服用将会减轻和防止反应。若反应较重，可咨询膏方医师做相应处置。但无良医师的膏方没有确切效果及发生不良反应，则另当别论。

4. 用膏方要知晓常识。膏方主要适用于亚健康和慢性病患者；婴幼儿、少年、儿童、孕妇，中重度的高血压、糖尿病、高血脂（三高）等病人不宜用膏方；自制膏滋药者，不宜用铁制器皿；价格高低不是区

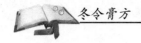
别膏方好坏的标志，价高未必高效，反之亦然；服用膏方时发生感冒、发热、腹痛、吐泻、中风、昏迷等急症、重病时要暂时停服。现代中医临床研究认为，服用人参、膏方等滋补药不必忌食萝卜。

（二）膏滋药自制方法简介

膏滋药制作并不难，现据笔者数十年自制膏滋药的经验简介如下。

1. 配方 请有经验的中医师进行辨证，按脏腑、气血、阴阳等虚损情况及疾病的表现，开出补虚调理处方到中药店配药。

2. 浸药 将配来的中药置于煎药锅（不能用铁锅）中用清水浸泡24小时。

3. 煎药 将浸泡的中药连续煎煮3次，每次煎煮3~4小时，煎得药汤800ml，总共得到2400ml左右药汤。

4. 去滓 将煎好的药汤合并后沉淀2小时，滤去沉渣。

5. 浓缩 将已滤去沉渣的药汤再行煎煮以蒸发掉药汤中过多的水分（药汤总量的四分之一左右）。

6. 收膏 将预先烊化的阿胶（约500~750g）及250g冰糖、250~500g蜂蜜一起倒入已浓缩的药汤中，边煎煮边搅拌直至膏状为止，即成膏滋药。

7. 贮存 将煎煮好的膏滋药存放于预先消毒好的有盖容器中。如室温在10℃以上时宜放在冰柜中冷藏保鲜。

8. 服法 每日早晨吃早饭前及晚上睡前各热服30~50ml（可用开水溶化）。

9. 禁忌 有感冒、发热及胃肠道不适等情况时暂时停服，待症状消失后续服。高血压、糖尿病、高血脂等患者须慎用膏滋药进补。

古代有些中医家认为，吃人参或吃膏滋药时不宜同食萝卜，否则会耗伤元气，不利于进补。但现代许多中医从实践中认识到，食萝卜无妨，反而有助于胃肠对滋补药的消化和吸收。

二、膏方实例

（一）慢性气管炎－支气管炎（肺脾肾阳虚型）膏方

姜某，女，70 岁，农民，住本市浦东新区东海镇，2012 年 11 月 20 日首次开膏方。自述平素常易感冒，咳嗽时发，咯白色痰，动则气喘，胸闷，神疲乏力，食欲欠佳，大便湿软，手足厥冷。舌质淡，稍胖，苔白微腻，脉细滑。此属肺脾肾阳虚，痰湿内阻，治宜补肺健脾温肾，止咳化痰。方用玉屏风散、小青龙汤、苓甘五味姜辛夏汤、三子养亲汤、六君子汤、补中益气汤、右归丸加减。

生黄芪 500g，白术 200g，防风 100g，党参 300g，川芎 200g，当归 200g，白芍 200g，半夏 120g，象贝母 120g，炙麻黄 60g，桂枝 100g，杏仁 100g，苏子 100g，白前 60g，前胡 60g，白芥子 60g，莱菔子 100g，紫菀 60g，冬花 60g，百部 120g，陈皮 60g，细辛 30g，干姜 120g，枸杞子 200g，菟丝子 200g，鸡血藤 200g，仙灵脾 200g，补骨脂 200g，益智仁 200g，巴戟 200g，鹿角片 200g，炮附子 30g，黄精 200g，鸡内金 150g，茯苓 200g，五味子 50g，砂仁 50g，黄芩 60g，鱼腥草 150g，半枝莲 150g，甘草 100g，大枣 200g。

上药煎 3 次取汁，加东阿胶 300g、鹿角胶 200g 烊化，蜂蜜 250g，冰糖 250g 收膏。一料。

服法：每日早、晚空腹各一汤匙约 30g，开水冲服。

注意：感冒、发热、呕吐、泄泻时停服；忌生冷、肥腻食品，禁烟。

随访：2013 年 11 月 15 日，冬令进补时节再度前来开膏方，诉服上述膏方后，全年感冒少发、咳嗽咯痰明显减少，精神、体力大有好转，要求再服膏方保健，故守上方（自加冬虫夏草 20 条）续服。

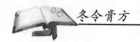
（二）慢性胃炎（脾胃虚弱型）膏方

邵某，男，42 岁，建筑工人，住本市浦东新区宣桥镇，2012 年 12 月 7 日首次开膏方。

自述患慢性胃炎 5 年余。平素常有嗳气，胃脘痞闷，食后腹胀，有时隐痛，食欲较差，伴全身乏力、畏寒肢冷、腰膝酸痛、大便松散、睡眠欠佳。近有感冒后咳嗽少许，咯少量白痰，舌质淡，苔白腻，脉弱细。此属脾胃虚寒，心肺肾气不足，治宜温中散寒，兼养心补肺益肾。方用黄芪建中汤、玉屏风、紫菀散、归脾丸、右归丸等方加减。

生黄芪 500g，桂枝 100g，党参 300g，白术 250g，防风 60g，陈皮 60g，姜半夏 150g，茯苓 200g，木香 150g，香附 150g，荔枝核 150g，山药 200g，紫菀 150g，冬花 150g，百部 150g，象贝母 150g，黄连 10g，吴茱萸 30g，炮附子 30g，黄芩 50g，砂仁 50g，鸡内金 200g，枳实 150g，厚朴 150g，代赭石 200g，旋覆花 100g（包煎）　川芎 200g，当归 200g，白芍 200g，鸡血藤 200g，枣仁 150g，夜交藤 200g，仙灵脾 200g，巴戟 200g，千年健 200g，补骨脂 200g，枸杞子 200g，菟丝子 200g，羌活 100g，独活 100g，甘草 100g，大枣 200g。

上药煎 3 次取汁，加东阿胶 300g、鹿角胶 200g 烊化，蜂蜜 250g，冰糖 250g 收膏。一料。服法：每日早、晚空腹各一汤匙约 30g，开水冲服。

注意：感冒、发热、呕吐、泄泻时停服；忌生冷、辛辣、肥腻食品，禁烟酒。

随访：2013 年 11 月 27 日，冬令进补时节再度前来开膏方，诉服上述膏方后，全年胃脘较舒适，不胀不痛，食欲增进，感冒少发，无咳嗽、咯痰，睡眠较好。现觉有时腰酸乏力，要求再服膏方保健，故守上方加入朝鲜红参 50g，续服。

（三）失眠（阴阳两虚型）膏方

倪某，女，50 岁，高级工程师，住本市浦东新区惠南镇。2009 年 12 月 11 日首次开膏方。自述有失眠 2 年余，开始时感到入睡困难，睡中易醒，醒后难以再睡，近年比较严重，彻夜难眠，需服安眠西药助睡。伴神疲乏力，心悸眩晕，记忆衰退。近半年来，血压偏高，腰膝酸软，烘热阵发，热后汗出，稍有畏寒，二便尚调，舌尖稍红，苔白微黄，脉弦细。测血压 150/90mmg，血糖、血脂在正常范围。此证属阴阳两虚，心脾肝肾之气血亏损，治宜滋阴和阳，兼养心健脾、补肝益肾以安神。方用二仙汤、酸枣仁汤、柏子养心汤、知柏地黄汤、天麻钩藤饮等方加减。

仙灵脾 200g，仙茅 200g，鹿角片 200g，巴戟 250g，益智仁 250g，地骨皮 150g，川断 250g，狗脊 250g，山药 250g，制首乌 250g，熟地 250g，知母 100g，黄柏 100g，百合 150g，杜仲 200g，牛膝 200g，桑寄生 250g，山茱萸 200g，天麻 200g，钩藤 200g，石决明 200g，葛根 300g，生黄芪 500g，白术 250g，防风 60g，川芎 200g，党参 300g，生晒参 100g，麦冬 250g，灵磁石 300g，生龙骨 300g，珍珠母 300g，枣仁 200g，柏子仁 200g，丹参 200g，当归 250g，夜交藤 300g，茯苓 250g，远志 100g，五味子 100g，鸡内金 250g，木香 150g，香附 150g，甘草 150g，红枣 200g。

上药煎 3 次取汁，加东阿胶 500g 烊化，蜂蜜 250g、冰糖 250g 收膏。一料。

服法：每日早、晚空腹各一汤匙约 30g，开水冲服。

注意：感冒、发热、呕吐、泄泻时停服；忌生冷、辛辣、肥腻食品，禁烟酒。

随访：2010 年 12 月 5 日，冬令进补时节，患者再度前来开膏方。诉服上述膏方后，睡眠大有好转，每晚能熟睡 4～5 小时，头晕心悸基

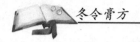
本消失，血压正常。现仍偶有烘热汗出，腰酸腿软，要求再服膏方保健。故守上方加入千年健200g，续服。

（四）男子性功能障碍（ED，脾肾阳虚型）膏方

黄某，男，47岁，小学教师，住本市南汇区盐仓镇，2007年12月11日首次开膏方。自述近年来，夫妻同房时，阴茎痿而不举，或举而不坚，或坚而不久，难以实现满意的性生活。平素常感神疲乏力，时而自汗，腰膝酸软，手足不温，同时睡眠欠佳，记忆力减退，足跟疼痛，大便湿软，舌质淡，边有齿痕，苔白微腻，脉沉细。测血压、血糖、血脂在正常范围。此证属脾肾阳虚，心肝气血衰弱，治宜温肾健脾，养心补肝益气血。方用十全大补汤、归脾汤、兴阳散（经验方）加减。

炮附子30g，桂枝100g，生黄芪500g，党参300g，白术250g，枸杞子250g，菟丝子250g，鹿角片250g，仙灵脾250g，巴戟250g，红花50g，锁阳250g，狗脊250g，川断250g，补骨脂250g，红景天250g，当归250g，白芍250g，川芎200g，鸡血藤250g，熟地250g，黄精250g，山药250g，杜仲250g，桑寄生250g，山茱萸250g，茯苓250g，枣仁150g，远志100g，五味子60g，夜交藤250g，蛇床子200g，蜂房100g，蜈蚣20条　海马100g，鸡内金200g，木香150g，厚朴150g，砂仁30g，炙甘草150g，大枣200g，黄芩30g。

上药煎3次取汁，加鹿角胶100g、东阿胶500g烊化，蜂蜜250g、冰糖250g收膏。1料。

服法：每日早、晚空腹各一汤匙约30g，开水冲服。

注意：感冒、发热、呕吐、泄泻时停服，忌生冷、肥腻食品，禁烟酒。

随访：2008年12月5日，冬令进补时节再度前来开膏方，诉服上述膏方后，性功能明显好转，平均每月有3次较为满意的性生活，自汗已止，睡眠正常，足跟痛消失，大便成形。现觉仍有时腰酸、乏力，要求再服膏方保健，故守上方加入朝鲜红参100g，续服。

（五）腰椎间盘突出症（脾肾阳虚型）膏方

吴某，女，40 岁，医院勤杂工，住本市浦东新区书院镇，2008 年 11 月 15 日首次开膏方。

自述因搬重物引起腰痛 1 年余。每遇阴雨、寒冷时腰痛剧烈，不能直腰，伴右下肢坐骨神经分布区域麻木酸痛。平素常觉畏寒肢冷，神疲乏力，头目眩晕，同时胃中寒冷，隐隐作痛，食欲不振，大便溏薄，舌质淡，苔白腻，脉迟细。CT 示：腰部第 4～5 腰椎间盘突出，局部压痛明显，且疼痛向右下肢放射。此证属脾肾阳虚、寒湿阻滞经脉，治宜温肾暖脾，散寒化湿，通利经脉。方用附桂理中汤、独活寄生汤、右归丸、半夏白术天麻汤、吴茱萸汤等方加减。

炮附子 30g，桂枝 150g，党参 300g，白术 200g，苍术 200g，干姜 150g，黄芪 500g，防风 100g，川芎 250g，当归 250g，白芍 250g，天麻 200g，半夏 150g，茯苓 250g，吴茱萸 30g，黄连 10g，木香 150g，香附 150g，荔枝核 150g，高良姜 150g，山药 250g，枸杞子 250g，菟丝子 250g，仙灵脾 200g，巴戟 250g，补骨脂 250g，鹿角片 250g，狗脊 250g，桑寄生 250g，续断 250g，杜仲 250g，千年健 250g，木瓜 250g，制川乌 10g，制草乌 10g，鸡血藤 250g，独活 250g，怀牛膝 200g，砂仁 50g，鸡内金 250g，黄芩 50g，炙甘草 150g，大枣 200g，全蝎 15g。

上药煎 3 次取汁，加东阿胶 300g、鹿角胶 200g 烊化，蜂蜜 250g，冰糖 250g 收膏。一料。服法：每日早、晚空腹各一汤匙约 30g，开水冲服。

注意：感冒、发热、呕吐、泄泻时停服；忌生冷、肥腻食品。

随访：2009 年 12 月 5 日，冬令进补时节再度前来开膏方，诉服上述膏方后，腰痛明显好转，右下肢坐骨神经痛及头目眩晕、胃脘寒痛等症基本消失，大便成形。要求再开膏方进一步治疗腰痛，故守上方续服。

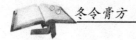
（六）荨麻疹（肺脾肾阳虚型）膏方

孙某，女，40 岁，商店营业员，住本市浦东新区黄路镇，2009 年 11 月 7 日首次开膏方，自述患"风疹块"5 年余，每到冬春寒冷时期，遇冷风及凉水刺激后，数分钟内即在头面部及手臂等暴露部位甚至全身出现大小不一、数目不定的淡红色斑块，剧烈瘙痒。进入温暖环境后即很快消退。曾在本市某专科医院、皮肤病防治所等单位求医多年，亦慕名求治过多名中、西医专家，未能治愈。经朋友推荐，前来试以膏方治疗。刻诊：精神萎靡，面色萎黄，形寒肢冷，神疲乏力，腰膝酸软，头目眩晕，心悸眠差，胃纳不佳，大便湿软，舌质淡胖，边有齿印，苔白微腻，脉细弱。此证属肺脾肾阳虚，气血两亏，治宜补肺温肾暖脾，兼益气养血。方用桂枝附子汤、黄芪建中汤、右归丸、八珍汤、玉屏风散等加减。

炮附子 30g，桂枝 150g，黄芪 500g，白术 250g，党参 300g，陈皮 60g，茯苓 250g，半夏 150g，防风 100g，川芎 250g，当归 250g，白芍 250g，鸡血藤 250g，仙灵脾 200g，补骨脂 250g，巴戟 250g，鹿角片 250g，胡芦巴 250g，山药 250g，枸杞子 250g，菟丝子 250g，狗脊 250g，杜仲 200g，川断 200g，黄精 250g，木香 150g，香附 150g，地肤子 200g，蜂房 100g，蛇床子 200g，枣仁 200g，远志 150g，五味子 60g，夜交藤 200g，天麻 200g，鸡内金 250g，黄连 10g，吴茱萸 30g，黄芩 50g，干姜 100g，炙甘草 100g，大枣 200g。

上药煎 3 次取汁，加东阿胶 500g 烊化，蜂蜜 250g、冰糖 250g 收膏。一料。

服法：每日早、晚空腹各一汤匙约 30g，开水冲服。

注意：感冒、发热、呕吐、泄泻时停服。忌生冷、辛辣、肥腻、海鲜食品。

随访：2010 年 11 月 15 日，冬令进补时节再度前来开膏方，诉服上述膏方后"风疹块"已不再发作，头晕心悸消失，睡眠较好，食欲增进，大便成形，心情十分愉快。要求再服膏方保健，根据其阳虚体质，故守上方续服。

（七）子宫脱垂（脾肾阳虚型）膏方

张某，女，43岁，养猪场饲养员，住本市浦东新区新港镇，2010年11月8日首次开膏方。自述因长期从事较重体力劳动，近年来出现阴户中有物突出，坠胀后重，卧床后可回纳，过劳时则突出加重。经西医妇科检查，诊为子宫颈及部分阴道前壁脱出阴道口外，属轻Ⅱ度子宫脱垂症。刻诊：全身乏力，畏寒肢冷，头晕耳鸣，腰酸腿软，食欲不振，小腹下坠，夜尿频数，大便湿软，舌质淡，边有齿印，苔白微腻，脉细弱。此证属脾肾阳虚，脏器下坠，治宜温肾暖脾，补气升提。方用补中益气汤、香砂六君子汤、右归丸、金锁固精丸等加减。

生黄芪1000g，党参600g，红景天300g，生晒参200g，白术300g，山药300g，陈皮100g，砂仁50g，当归250g，白芍250g，川芎200g，鸡血藤300g，升麻150g，柴胡150g，仙灵脾250g，补骨脂250g，鹿角片250g，覆盆子250g，锁阳250g，枸杞子250g，菟丝子250g，川断250g，杜仲250g，狗脊250g，黄精250g，茯苓250g，半夏150g，鸡内金250g，香附150g，枳壳600g，大腹皮600g，乌梅250g，山茱萸500g，芡实500g，金樱子500g，煅龙骨500g，煅牡蛎500g，五倍子50g，炮附子30g，黄芩30g，炙甘草150g，大枣250g。

上药煎3次取汁，加东阿胶500g烊化，蜂蜜250g、冰糖250g收膏。一料。

服法：每日早、晚空腹各一汤匙约30g，开水冲服。

注意：感冒、发热、呕吐，泄泻时停服。忌生冷、肥腻食品；避免重体力劳动。

随访：2011年11月15日，冬令进补时节再度前来开膏方，诉服上

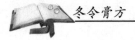
述膏方后，精神、体力逐渐恢复，食欲很好。阴户中突出物已还纳，小腹下坠消失，夜尿仅 1 次，大便成形。要求再服膏方巩固疗效，根据其阳虚体质，故守上方再服。

（八）耳鸣（肝肾阴虚型）膏方

林某，男，52 岁，教师，住本市南汇区宣桥镇，2004 年 11 月 5 日首次开膏方。自述近一年来，两耳鸣如蝉声，音低而微，伴神疲乏力，头晕目眩，晚间眠差，口咽干燥，五心烦热，腰膝酸痛，大便干燥，小便黄赤，舌质尖红少津，舌尖边有瘀点，脉细数。检查血压、血脂、血糖均在正常范围，头颅 CT 示脑供血不足。此证属肝肾阴虚，气虚血瘀，治宜补养肝肾，益气活血。方用耳聋左慈丸、杞菊地黄丸、天麻钩藤饮、补阳还五汤等加减。

熟地 300g，山茱萸 250g，山药 250g，丹皮 150g，泽泻 200g，茯苓 250g，柴胡 100g，磁石 300g，枸杞子 250g，菟丝子 250g，菊花 100g，天麻 200g，钩藤 250g，石决明 250g，杜仲 200g，牛膝 250g，桑寄生 250g，巴戟 250g，苁蓉 250g，黄芪 300g，太子参 300g，桃仁 200g，红花 60g，川芎 300g，当归 250g，白芍 250g，龟板 250g，制首乌 250g，黑芝麻 250g，知母 250g，石斛 250g，麦冬 250g，黄柏 200g，地龙 200g，丹参 250g，枣仁 200g，柏子仁 200g，葛根 300g，木香 150g，枳实 150g，生山楂 250g，生甘草 150g。

上药煎 3 次取汁，加东阿胶 300g、龟板胶 200g 烊化，蜂蜜 250g、冰糖 250g 收膏。一料。

注意：感冒、发热、呕吐、泄泻时停服；忌辛辣、燥热食品，禁烟酒。

随访：2005 年 11 月 10 日，冬令进补时节再度前来开膏方，诉服上述膏方后精神很好，耳鸣已停止，头晕、失眠、口干、烘热、腰酸等症亦基本消失，二便正常。对膏方疗效信心十足，要求再服膏方巩固疗效，根据其阴虚体质，守上方续服。

（九）黄褐斑（肝郁气滞型）膏方

刘某，女，34 岁，街道清洁工，住本市浦东新区祝桥镇，2009 年 11 月 15 日首次开膏方。自述近一年来颜面、眼周、鼻周及口唇周围皮肤出现黄褐色及灰褐色斑，心情很不舒畅。曾多次去美容店做摩面、贴面膜、涂祛斑霜等，均无明显效果，欲求中医膏方治疗。刻诊：面部两颧处及眼、鼻、口周围皮肤布满黄褐斑、灰褐斑，性情烦躁，易动怒，两胁胀痛，口苦口干，时有嗳气，食欲不振，大便干燥，小便较黄，舌质红，舌尖边有瘀点，苔薄黄，脉弦数。此证属肝郁气滞，瘀血阻络，治宜疏肝解郁，活血通络。方用丹栀逍遥散、桃红四物汤、左金丸、五白饮（经验方）等加减。

丹皮 150g，生山栀 150g，柴胡 100g，当归 200g，白芍 250g，白术 250g，茯苓 250g，煨姜 30g，桃仁 150g，红花 60g，川芎 200g，丹参 250g，枸杞子 250g，香附 150g，白僵蚕 100g，白菊花 100g，白芷 150g，白蒺藜 200g，白残花 100g，白鲜皮 200g，白木耳 200g，白花蛇舌草 200g，山药 250g，太子参 250g，西洋参 150g，生薏苡仁 250g，八月扎 150g，郁金 150g，熟地 200g，吴茱萸 10g，黄连 30g，半夏 150g，石斛 250g，谷芽 150g，麦芽 150g，生甘草 100g。

上药煎 3 次取汁，加东阿胶 500g 烊化，蜂蜜 250g、冰糖 250g 收膏。一料。

服法：每日早、晚空腹各一汤匙约 30g，开水冲服。

注意：感冒、发热、呕吐、泄泻时停服，忌辛辣、燥热食品，戒烟、酒、咖啡。

随访：2010 年 11 月 8 日，冬令进补时节再度前来开膏方，诉服上述膏方后，面部黄褐斑及灰褐斑逐渐退尽，皮肤已变得白嫩清亮，心情无比快乐。其他如胁胀、口苦、口干、嗳气、纳差等症均消失，疗效甚佳，要求再服膏方巩固疗效。根据其气郁体质，故守上方续服。

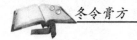
（十）白细胞减少症（气阴两虚型）膏方

罗某，女，53岁，会计师，住本市南汇区盐仓镇，2006年11月13日首次开膏方。自述左侧乳腺癌术后3个月，因多次化疗，导致血液中白细胞减少，经服用西药维生素 B_6、利血生和白血宁等，白细胞回升不显，故要求用中药膏方治疗。刻诊：面色萎黄，神疲乏力，头昏目眩，五心烦热，口苦咽干，失眠盗汗，大便较干，小便黄赤，舌质淡红，苔花剥，脉细数，查周围血白细胞数为2900/mm³，中性粒细胞、红细胞、血红蛋白、血小板尚在正常范围。此证属气阴两亏，治宜益气养阴。方用当归补血汤、知柏地黄汤、天王补心丸、左归饮等加减。

炙黄芪500g，当归250g，鸡血藤300g，白芍250g，川芎200g，生白术250g，党参300g，西洋参200g，麦冬250g，五味子60g，知母200g，黄柏200g，地骨皮200g，生地250g，熟地250g，女贞子250g，制首乌250g，枸杞子250g，菟丝子250g，山药250g，山茱萸250g，仙灵脾200g，巴戟250g，黄精250g，石斛250g，北沙参250g，陈皮100g，远志100g，茯苓250g，鸡内金250g，天麻200g，钩藤250g，石决明250g，枣仁200g，柏子仁200g，百合200g，仙鹤草500g，旱莲草300g，木香150g，甘草150g，大枣200g。

上药煎3次取汁，加东阿胶300g、鹿角胶100g、龟板胶100g烊化，蜂蜜250g、冰糖250g、三七粉100g收膏。一料。

服法：每日早、晚空腹各一汤匙约30g，开水冲服。

注意：感冒、发热、呕吐、泄泻时停服；忌辛辣、燥热食品。

随访：2007年2月3日，患者到本院体检时，查白细胞为5000/mm³，见面色较红润，精神很好。其他如头晕目眩、心悸失眠、烦躁盗汗等症均消失。为巩固疗效，给予中成药天王补心丸口服，每日3次，每次8粒；复方阿胶浆口服，每日3次，每次10ml；左归丸口服，每日2次，每次5g。

养 生 防 病

一、春季养生与防病

（一）春季气候

1. 六个节气

农历一、二、三月（公历 2、3、4 月），包括立春、雨水、惊蛰、春分、清明、谷雨六个节气。

2. 季节特点

（1）万物复苏：从冬到春，阳气始发，气温回升。东风吹拂，冰雪消融，万物复苏，百草萌生。杨柳依依，遍地花开，风和日丽，春光明媚。

（2）气候多变：

①春季多风。风速大，风向变化快，气候不稳多变，古人云："风善行而数变。"

②温差较大。早春乍寒乍热，昼暖夜冷，暖时气温可达 25~30℃，冷时降至 5℃ 以下。有谚语云："春天孩儿脸，一天变三变。"

③风夹寒湿。风常与寒、湿、温相夹，表现为风寒、风湿、风温。且雾多湿度大。

④春雨绵绵。雨水节后，雨量渐增；春分节后，降水更多。气候由干燥变湿润，风寒湿俱全，一派湿冷气候。

（二）天人相应（人体顺变）

1. 春季阳气渐升

天寒转温，草木萌芽，万物复苏→人体阳气与之相应，生理功能转

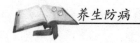
旺，新陈代谢活跃，皮肤由密变疏，阳气开始向外开泄。

2. 春季温暖花开

冰雪融化，河道通畅，水流恢复→人体经脉气血渐充，气血趋向体表，脉象由沉转浮。

3. 春季气候多变

乍寒乍热，温差较大，气候不稳→天暖时，人体气血趋向体表；天寒时又流向内脏。故春季人体气血运行也波动较大，导致体弱者、老人及儿童易患病、病情加重或旧病复发。所谓："百草回生，百病易生。"

（三）春季养生

1. 饮食平淡

中医学认为"春季养生，当需食补"。但春补不同于冬之厚味进补。要选用平补、清补的食物。有诗云："春天里来日渐暖，厚味饮食宜转淡，酒肉辛辣要少吃，时鲜蔬菜可多添。"

（1）老人及慢性病患者，采用平补法。平补的食物有：鲤鱼、墨鱼、粳米、玉米、赤小豆、青稞、黑豆、蚕豆、四季豆、丝瓜、木耳、莲子、大枣、花菜、土豆、黄花菜、鸭蛋、牛肉、猪肉、猪血、杏仁、葡萄、桃子、无花果等。

（2）阴虚不足及气阴两虚者，采用清补法。清补的食物有：小麦、大麦、荞麦、燕麦、小米、薏米、绿豆、梨、莲藕、芹菜、豆芽、菠菜、百合、甲鱼、螺蛳、鸭肉、海带、海蜇、紫菜等。应少吃过于辛辣燥热的食物，多吃清补凉润之品。

（3）时鲜蔬菜和水果

①菠菜：性凉、味甘。能润燥滑肠、清热除烦、生津止渴、养肝明目。含胡萝卜素和铁高，能防治夜盲和贫血。美国癌症防治专家认为：菠菜防肺癌最有效，每日食用500g，能使肺癌发病率下降50%。由于含有草酸，易与钙结合，影响人体钙吸收，故不能与豆制品同烧。

②春笋：性味甘寒，有利水益气、清热化痰、镇静安神的功效。含纤维素最多，可防治"三高"、肠癌和痔疮。由于含草酸高，结石患者不宜食；又含纤维素多，胃溃疡、肝硬化、食道静脉曲张、慢性泄泻不宜食用。

③韭菜：性温，味甘、辛。有温补肝肾、助阳固精、活血行瘀等功效。为振奋性强壮药，治疗男女性功能障碍，适于肾阳虚之遗尿、遗精、早泄、阳痿、性冷淡。由于性热，多食易上火，热证及阴虚忌服；眼病、扁桃体炎、咽喉炎、中耳炎不宜食用。

④荠菜：性味甘、淡，凉。有止血、降压、明目、清利湿热等功效。含蛋白质及胡萝卜素很高、维生素 C 及微量元素亦很高，一盘荠菜可具多种蔬菜营养。能治疗多种出血病证（内伤吐血、尿血、便血、血精、胃溃疡出血、产后子宫出血、视网膜出血等）。

⑤樱桃：性温、味甘微酸。有补中益气、健脾和胃、调中养颜、祛风除湿等功效。含铁最高，营养高于苹果、梨。能有效地补充人体铁元素，促进血红蛋白再生，既能防治缺铁性贫血，又可增强体质，健脑益智养颜；还可治疗气短心悸、咽干口渴及风湿性腰腿痛、四肢麻木、关节屈伸不利和冻疮等。

2. 调养心神

（1）乐观豁达

①性格开朗，谈吐幽默，知足常乐。

②学会制怒，理智克服冲动，防止情绪过激。

③多到户外活动，踏青观柳，登山赏花，临溪戏水，舒畅胸怀，放松身体，忘却烦躁，散开心结。

（2）垂钓养性

①锻炼身体。远足水边，往返奔波，坐立交替，活动筋骨，增添活力。

②陶冶情趣。江河海滨，草木葱茏，碧波荡漾。观赏水面波光，沐

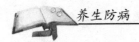

浴柔和阳光，嗅着野草芳香，呼吸新鲜空气，令人精神振奋，心旷神怡。

③练意养神。消除烦恼忧愁，惆怅孤独。无鱼上钩时，要集中精力，树立信心，培养耐心。钓到大鱼时，心中喜悦，无法形容，精神舒畅。

（3）郊游赏春

①领略自然风光。置身深山密林，涉足江河湖海，坐看溪泉潭瀑，观赏田园花草，呼吸新鲜空气，耳目为之一新，神情为之一爽。

②利于陶冶性情。身处海边山顶，瞭望自然风光时，那广阔无限的原野、苍翠幽深的山岭，变幻莫测的云雾，奔腾不息的江河，使人神清意爽，郁闷情绪顿即化为乌有。

③可以锻炼体魄。在跋山涉水观赏自然风光的同时，也活动了身体筋骨关节，锻炼了旅行者的体魄，使人气血流通，利关节而养筋骨，畅情志而益五脏。

3. 户外运动

（1）有益心脑健康。多走路可防智力衰退和老年痴呆症，保持大脑的敏锐性。日行 2 小时可推迟老年痴呆症的发生 6～8 年。

（2）增强心肺功能。多散步能改善心脏冠状动脉血液循环、锻炼心肌力量，还能改善肺脏功能。长期坚持步行能预防动脉硬化和心血管病，以及感冒等呼吸道疾病的发生。

（3）保持良好体形。步行可促进消化液分泌，增强胃肠功能，改善新陈代谢，从而防治消化不良、便秘、糖尿病和肥胖症等疾病发生，使人体保持良好体形。

（4）有助安眠排压。多用双脚，能改善体内交感神经和副交感神经的灵活调控，有助于缓解压力和排除忧虑。散步亦能散心，调理精神，镇静宁心，有助于降低血压，缓解头痛、利于安眠。

（5）有效延缓衰老。"人老腿先老"。散步对下肢肌肉、关节进行锻炼，可防肌萎缩、保持关节的灵活性。经常散步可增加钙源的沉积，减少钙的流失，使骨骼强健，降低骨质疏松的可能。坚持散步是行之有效的延缓衰老的方法。

4. 春季起居

（1）克服春困

春阳回升，血流体表四肢，使脑血流量及供氧量相对减少，中枢神经兴奋性减弱，抑制功能相对增强，避免发生春困。

①早卧早起。保证一定的睡眠时间，中午安排午睡。做到起居有常，才能调养神气，使人精力充沛，生命力旺盛。

②锻炼身体。清晨早起，松解衣扣，披散头发，放松形体，信步慢行。做体操，慢跑，快走，打太极拳等，可加速心率，促进血液循环，改善机体氧利用功能。

③开窗通风。保证室内空气流通、新鲜，增加氧含量，减少 CO_2 等有害气体。不仅对防治疾病有利，也有利于克服春困。

④外出郊游。郊野的空气新鲜，富含"空气维生素"的负离子，能改善大脑皮质功能和肺的换气能力，使大脑清醒，心胸舒畅，精神振奋。

⑤饮食调摄。春困发生与人体蛋白质缺少、体内处于偏酸环境和维生素摄入不足有关。可适量进食一些升发春阳食物如姜、葱、韭菜，富含维生素的胡萝卜、菠菜、荠菜等，含优质蛋白质的鱼类、鸡蛋、牛奶、豆制品、鸡肉、花生等。

（2）春捂秋冻

①为何"春捂"？"春捂"是指不因春天温暖而过早脱去御寒衣服。春天乍寒乍暖，气候多变，人体内脏活动不易与这种变化协调一致，如过早脱去棉衣，寒气就会乘虚而入，导致流感、急性支气管炎、肺炎、流脑、腮腺炎、病毒性肝炎、麻疹、猩红热等多种传染病发生。

②"春捂"得法。《寿亲养老新书》云："早春宜保暖，衣服宜渐

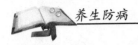

减；不可顿减，使人受寒。"《摄生消息论》云："春季天气寒暖不一，不可顿去棉衣，老人气弱，骨疏体怯，风冷易伤腠理，时备夹衣，温暖易之，一重减一重，不可暴去。"

（3）梳头养发

①为何梳头？人体十二经脉和奇经八脉都上会于头部，头面部穴位丰富，经常梳头可刺激穴位，起到类似针刺和按摩的作用，能疏通血脉，畅通经气，调整气血运行，防治疾病。

②防止脱发。经常梳头，使头部毛细血管扩张，加速和改善头部血液循环，使头发得到滋养、防止脱发。

③延缓脑衰。梳头能聪耳明目，缓解头痛，预防感冒。有助于降低血压，预防脑出血、脑梗死，能健脑提神，延缓脑衰老。

（四）春季防病

1. 防腮腺炎

流行性腮腺炎，俗称"大嘴巴"，好发于3岁以上的儿童，5~9岁多见。症状是一侧或双侧耳下肿大，边缘不清，伴有发热、头痛、张口困难、食欲不振等。

（1）认真消毒。腮腺炎病毒耐低温，但在高温、紫外线照射、酒精等作用下迅速死亡。所以幼儿园对患儿的用具、被褥及时用紫外线照射消毒。

（2）接种疫苗。最有效的方法是对1周岁以上易感染儿童注射"麻疹、风疹、腮腺炎"三联疫苗，有效保护期可达10年。

（3）开窗通风。保持室内空气新鲜。

（4）防止接触。本病流行期间，家长不要带孩子去公共场所，不接触腮腺炎病人。

（5）病后措施。

①隔离消毒。尽快隔离患儿二周，对其用具进行消毒，被褥在阳光

下暴晒。

②治疗方法。本病西药无特效疗法。中医认为属于风温病毒所致，可以辨证施治。

③重视并发症。本病可并发睾丸炎、卵巢炎、胰腺炎等疾患，一旦确诊，要住院正规治疗。

2. 防脑膜炎

本病西医称"流行性脑脊髓膜炎"，男女皆可得病，15 岁以上儿童多见。以起病急骤、发热、头痛、呕吐、身发斑疹及脑膜刺激征为主要特点。

（1）室内通风。室内要注意通风、换气，搞好室内外卫生。尤其是儿童集中的幼儿园、托儿所、中小学校等。

（2）体育锻炼。多到户外活动，晒晒太阳，增强体质。勤换衣服、常晒被褥、饭前便后洗手。少去公共场所，或少串门走户。

（3）观察"苗头病人"。如发现有发热、头痛、急性咽喉炎、皮肤或黏膜有出血点的 4 项症状中，有 2 项以上，即可定为"苗头病人"。必须及时隔离，及时诊治。

（4）注射疫苗。6 个月至 15 岁的儿童，在发病季节前 1~2 个月注射。

（5）中药预防。①竹叶石膏汤；②桑菊合剂；③莲花清温胶囊；④银黄口服液等。

3. 预防麻疹

麻疹俗称"痧子"，是由麻疹病毒引起的急性呼吸道传染病。临床以发热、咳嗽、鼻塞流涕、流泪、皮肤出现红色斑疹为特征。好发于儿童，尤以 6 个月以上，5 岁以下幼儿为多见。

（1）接种疫苗。未患过麻疹的儿童，应接种麻疹减毒活疫苗；流行期间注射胎盘蛋白或内种球蛋白以增强免疫力。

（2）加强护理。护理很重要，护理得当，可使疾病顺利痊愈，减少并发症（肺炎、喉炎、口腔炎、脑炎等）。

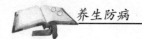
①室内空气清新。注意开窗，使空气流通，防止空气污浊，可预防并发肺炎。

②注意卧床休息。被子不要捂得太紧，衣服不宜穿过多，以免不能散发体热而致高热、惊厥，或出汗过多，加重病情。

③经常温水擦身。保持皮肤清洁，有助退热，擦身时室内要暖和（室温20～22℃）。同时做好眼、鼻、口腔护理，经常保持清洁，减少病菌入侵。

④合理搭配饮食。以补充足够的营养，促进身体康复。出疹前及出疹期：宜清淡素食，吃易消化的食物如稀粥、藕粉、面条、新鲜果汁、菜汁等，忌食油腻、辛辣、香燥、酸涩的食物。恢复期：患儿食欲增加，以清淡蔬菜为主，渐增动物蛋白等营养品，可补充牛奶、肉末粥等，还可食用新鲜蔬菜、水果。忌冷硬、油腻、海腥发物、咸鱼、咸肉等食品。

⑤避免接触外人。防止麻疹传染给他人；同时保护患儿本身，免使亲朋及外人的各种细菌传染给患儿而发生呼吸道感染。

⑥要重视易感儿。对与麻疹病人密切接触的易感儿，应迅速而不失时机地接种麻疹疫苗或口服糖丸疫苗等，可有效防止麻疹病的发生。

4. 防精神病

春天的气候忽冷忽热，变化多端，这种多变的气候也容易扰乱人们的生理功能，在精神上也出现不稳定。医疗气象研究表明，每年的3～5月份，精神病人的复发率极高，约占全年的70%以上，4月份达到高峰。这主要是由于精神病人对气温、气压、湿度、气流等气象要素的变化高度敏感所致。

（1）避免刺激。加强心理调摄，保持情绪稳定、心情愉快，做到"和喜怒"。

（2）环境安静。避免嘈杂喧闹，做到"安居处"。《内经》云："静则神藏，躁则消亡。"

（3）遵守医嘱。按时服药，巩固疗效，病情稳定，有利于调动患者自己关心自己的能力。

（4）生活规律。饮食起居有规律，可以有利于大脑功能正常规律活动。尽可能丰富病人生活，避免让患者整日沉浸于自我小天地之中。关心病人睡眠情况，发现有失眠，应及时处理。

5. 防花粉过敏

春天是大多数花粉的散落时期，有些人会出现眼痒、流泪、鼻塞、喷嚏、流涕等症状，甚至患上支气管哮喘、过敏性皮炎、喉头水肿、荨麻疹、神经血管性水肿等病症。这是由于吸入草末尘埃或植物花粉所致的花粉病。其原因是过敏体质的人，免疫反应超出了应有的程度和范围，伤害到了机体的正常细胞、组织和器官，引起局部甚至全身性的某些功能失调，发生过敏病。

（1）预防

①防止接触过敏源。尽量躲避花粉，加强个人防护措施。

②遇干热或大风天气，可关闭门窗，室内安装空气过滤器，必须开窗时，要挂湿窗帘，以阻挡或减少花粉侵入。

③户外活动时，带上挡风镜和口罩，能明显缓解和减轻症状。

（2）治疗

在花粉高峰期到来之前，花粉过敏症患者在医生指导下适当服用抗过敏药，如：氯苯那敏、阿司咪唑等。中药抗过敏方为：银柴胡 10g，乌梅 10g，五味子 10g。

二、夏季养生与防病

（一）夏季气候

1. 六个节气

（1）农历四、五、六月（公历 5、6、7 月），包括立夏、小满、芒

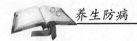

种、夏至、小暑、大暑 6 个节气。

（2）梅雨期：6 月上中旬至 7 月上中旬（包含长夏），湿热交蒸，大气闷热。

（3）三伏天：7 月中旬至 8 月中旬，夏至到立秋，每伏 10 日。

2. 季节特点

（1）阳长阴消。从春到夏，阳气不断生长，阴气越来越弱，阳长阴消达到顶点。此时阳光最盛，日照较长，昼长夜短，雨水充沛，天气炎热，万物茂盛。

（2）热盛湿大。夏日炎炎，气温很高；同时降雨较多，空气湿度大。6 月上中旬至 7 月上中旬，天气热盛，人觉闷热，器物发霉，又当梅子成熟，故称梅雨期。

（二）天人相应（人体顺变）

1. 夏季阳气盛，气温高，湿热交蒸，天气闷热→人体阳气盛

（1）气血浮于体表，脉象洪大，偏于浮浅。

（2）皮肤舒展，腠理开泄，汗出较多，潮湿黏腻。

2. 夏季高温高湿→影响人体高级神经活动和脏腑功能

（1）注意力、精确性、运动协调、反应速度降低，判断力减退。

（2）精神抑郁不乐，或烦躁不安，头晕目眩。

（3）胃酸分泌减少，消化功能降低，食欲不振，易患胃肠疾病，称为"湿阻"。

（4）心肺等重要器官相对供血不足，易发生热衰竭（严重中暑）。

3. 三伏天，晴热高温，酷暑炎炎→人们躲避盛暑，伏闭不出，以免发生中暑等疾病

（三）夏季养生

1. 饮食注意

（1）选择苦味。苦味食品能泄热、能燥湿、能止泻。如：苦瓜、

苦菜、马兰头、茶等既可清心除烦，醒脑提神，消炎解暑，还可增进食欲，健脾燥湿。

（2）清淡素食。夏季天气炎热潮湿，脾胃消化功能减弱，要选择清淡易消化食物。如薏苡仁、绿豆、豆腐、鲫鱼、藕、西瓜、南瓜、冬瓜等能清暑解渴，健脾祛湿。

（3）寒食适度。夏季脾胃虚弱，过食生冷之物，使脾胃受寒，损伤脾阳，发生腹痛泄泻。

（4）饮食卫生。夏季高温潮湿，病原微生物（细菌、病毒等）生长旺盛、增殖迅速，易污染各种瓜果、蔬菜之中，使病从口入，发生各种肠道传染病。

（5）蔬果介绍

①黄瓜：味甘性凉，有清热、解毒、利水、除烦渴等功效。含水量高达96%以上，炎热夏季食之，清暑止渴；含多种维生素，能增强大脑和神经系统功能、保持良好记忆，并能辅助治疗失眠症；黄瓜瓤中维生素E含量丰富，常食延年益寿；含有纤维素，可治疗便秘及降低体内胆固醇、降低血脂；黄瓜汁有清洁皮肤和美容作用。

②西红柿：性微寒，味甘酸，有生津止渴、凉血养肝、清热解毒等功效。维生素含量高，对治疗坏血病、过敏性紫癜、感冒和促进伤口愈合都有重要作用；含维生素A，预防白内障、夜盲症；番茄红素，抑制视网膜黄斑变性，维护视力；含有P_3物质，能抗血小板凝聚、防止脑血栓发生；美国《全国癌症研究所杂志》在一份研究报告中认为，西红柿及其衍生产品，不仅能防治前列腺癌，而且对肺癌、结肠癌、胰腺癌亦有效。注意事项：熟食比生食好；不宜空腹食用；不能长时间高温加热；不食未成熟的青色西红柿；有急性肠炎、痢疾、胃肠道溃疡出血者不宜食用。

③苦瓜：味苦，性寒，能消暑解热、醒脾开胃、清心明目、去烦止

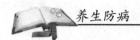
渴等功效。维生素 C 含量丰富，居瓜果之冠；维生素 B_1、B_2含量也很高，居茄果类蔬菜之首位；其氨基酸总量高于野山参及西洋参，故在夏季食用苦瓜，对人体大有益处；苦瓜能治疗中暑、腹泻、痢疾、胃痛、尿血、痈肿等病。食苦瓜注意事项：苦瓜性凉，孕妇慎食；脾胃虚寒者也慎食。

④西瓜：味甘，性寒，有清热解暑、除烦止渴、利尿降压等功效。含水量在水果中最高，故特别适用于夏季补充人体水分的损失。对中暑发热、烦闷口渴、咽干咯血、尿少发黄、咽痛口疮等有良效。西瓜中含多种具有皮肤生理活性的氨基酸及糖类、维生素、矿物质等营养物质，均易被皮肤吸收，对面部皮肤的滋润、营养、防晒、增白效果好；西瓜所含的钾盐、酶类等能降低血压，消除肾脏炎症，对高血压心脏病大有益处。注意事项：感冒初期、肾功能不全者、口腔溃疡者不宜食用。糖尿病患者宜少食用。打开过久的西瓜不宜食用。

⑤绿豆汤：味甘性寒，有清热解毒、消暑止渴、利尿消肿、滋润皮肤等功效。绿豆生研后和水服下，能解酒、热、金石、砒霜、草木等一切毒；绿豆芽榨汁，加白糖代茶饮，治尿路感染，小便赤黄、尿频等症；食用绿豆芽可治疗缺乏维生素 A 引起的夜盲症、缺乏维生素 B_2而引起的舌疮、口炎及阴囊炎、缺乏维生素 C 而引起的坏血病。注意事项：绿豆寒凉，脾胃虚弱、大便溏薄者慎食。

⑥夏季饮水：喝白开水。多喝新鲜冷却到 20～25℃ 的开水，人就不易感到疲劳，且能增加体内血红蛋白含量，使白细胞更为活跃，有利于改善人体免疫功能。饮用水一定要烧透，即水烧开后延长 3 分钟再熄火，但水也不能烧得太久，否则会使重金属等有害物质析出，对身体不利。少喝纯净水，纯净水由于缺乏钾、钙等微量元素，长期饮用会引起全身乏力、脱发、肌肉抽搐等症。喝茶宜喝绿茶，饮茶可以助消化、解油腻、祛暑热、打精神。夏季要喝清淡的绿茶，绿茶中含有的儿茶素、维生素 C、维生素 E 等对清除自由基、延缓衰老有奇效，不但可防细胞

基因突变、降血脂、降血压、防止心血管疾病，而且可预防感冒、蛀牙及消除口臭等。

2. 清心宁神

夏季，烈日炎炎，高温逼人，极易引起心理上的焦虑，出现烦躁不安、好发脾气等现象；长夏，高温高湿，湿热熏蒸，使人感到心胸憋闷，产生焦躁和厌烦情绪，易诱发精神病。做好精神调摄十分重要。

（1）清静守神

①静养心神。清心寡欲，闭目抑耳，正确对待生活与工作中的利害得失，不贪得，不患失。

②乐观豁达。"笑一笑，十年少"，笑能驱散愁闷烦恼，能增强心、肺、肝等内脏功能，使吸氧量增加，加强血液循环，增强身体的抗病能力。

（2）多听音乐

①抒情养性。音乐不仅可以抒发情怀，还能通过其旋律的起伏和节奏的强弱调节人的情志，使人的感情得以宣泄，因而令人消愁解闷。

②活血健身。音乐通过调节情志，使人欢悦，故而令周身脉道通畅，气血调达。

（3）闲来弈棋

①养性益智。下棋需要凝神静气，全神贯注。神凝则心气平静，专注则杂念全消。而棋局的变化，可锻炼人的应变能力，故能健脑益智。

②锻炼思维。下棋时，开动脑筋，寻思策略，有益于增强脑功能。

（4）勤练书法

书法能修身养性，抒发情感。通过书法可转移自己的情感，让不舒的情绪从笔端宣泄出来，使人心情舒畅。

（5）绘画怡情

绘画可以充分展现自然美景和现实生活中美好的事物，能给人以美的享受和精神上的愉悦。

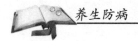

3. 运动调养

（1）夏季游泳

炎热的夏天，在碧水清波中游泳不仅使人暑热顿消，还增强机体对外界的反应能力，提高耐寒及抗病能力，使人体肌肉富有弹性、形体健美，增强体质，且有益于调节情绪，消除疲劳。

（2）日光浴

①日光浴即是晒太阳。主要是利用阳光中的紫外线和红外线对人体的直接照射来健身祛病。日光浴可以增加食欲，改善睡眠。阳光中的紫外线还能使血液中的红细胞数量增多，又能预防软骨病，还可大大减少许多难治而常见的深部癌症，使癌症总死亡率显著降低。

②日光浴注意事项：选择空气新鲜的地方，海滨、河、湖或附近高山上；最佳照射时间：上午9：00～11：00，下午3：00～5：00；用卧位姿势，用白布或草帽、竹帽遮住头部，避免阳光照射头部，以防止日射病。

（3）冷水浴

①冷水浴就是让健康锻炼者和某些疾病患者，浸入水温低于25℃的水中，施行擦浴、沐浴，使身体接受冷水刺激作用的方法。

②长期坚持冷水浴，可增强血管的弹性和韧性，提高心肌的收缩和舒张功能。同时，又能减少胆固醇在血管壁沉积，有助于预防动脉硬化及高血压、冠心病等疾病的发生。

4. 夏季起居

（1）夏季睡眠。要随着太阳升落规律进行，晚睡早起，保养阳气，顺应自然，早起顺应阳气的充盛，晚睡顺应自然阴气的不足。

①要定时起睡。夏季最佳就寝时间是22：00～23：00，最佳起床时间是5：30～6：30。

②睡前不喝茶。以免大脑兴奋，入睡困难。

③要防潮防蚊。夏季高温高湿，蚊子较多，睡床要避免潮湿，要悬

挂蚊帐，防蚊、防尘。

④睡眠姿势要好。要头南足北睡。因夏季阳气旺于南，头南睡有利于保护大脑；北方阴寒之气重，易伤人体，损害元神之府。头北足南睡易诱发脑血栓和心肌梗死。要选右侧卧姿。右侧卧时，心脏受压最小，有利于心脏排血并减轻其负荷。肝脏位于右侧最低位，肝藏血最多，能加强消化和营养物质代谢。胃及十二指肠出口均在下方，有利于内容物排空。

（2）适时午睡。夏季昼长夜短，人们常睡得迟、起得早，致睡眠不足，又正午温度最高，体表血管扩张，大量血液集中于皮肤，造成体内及大脑血流减少，致人精神不振，昏昏欲睡，故夏日中午适当午睡有助于消除人体疲劳。午睡最佳时间为 30 分钟至 1 小时。

（3）防晒防暑

①穿着轻、薄、软。夏季天气闷热潮湿，出汗较多，穿着要轻、薄、疏、松、爽、柔软、透气性强、吸湿性好的衣料（丝绸、麻纱、纯棉、竹纤维织物）。

②选择冷色调。颜色要浅淡（淡蓝、乳白、淡黄、浅绿等），其反射性强，吸热性差，能阻挡阳光的热辐射，给人以宁静淡泊感。

③备防暑饰品。户外活动时，配备防暑作用的服饰用品（帽子、太阳镜、花折伞等）以减少紫外线的照射和阳光对头部的直射，能有效预防中暑。

（4）慎用空调。三伏盛夏，暑热蒸人，打开空调，凉爽拂面，非常惬意。但使用不当，会使人头痛、疲倦、皮肤干燥、咽喉痛、手足麻木、胃肠不适等，这就是空调病。是由于空调房封闭，空气不流通，室内空气污浊所致。

①温度不宜调得太低，应控制在 25～28℃为宜。

②身体大汗时，不宜到空调温度过低的环境。

③室内要经常通风换气，每 3～4 小时，关闭空调，打开门窗通风

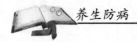
换气 1 次。

④要采取一定的防护措施，如添加衣服、盖空调被、毛巾被等。

（四）夏季防病

1. 防中暑

（1）中暑原因

①夏季在强烈的日光下照射过久，红外线使体温调节中枢的功能发生故障。

②外界气温过高，空气湿度大，无风，汗液蒸发困难，体内热量积蓄过多。

③在高温高湿下劳动，未采取防暑措施。

④由于出汗过多，体内水分和盐大量排出，得不到及时补充。

（2）预防中暑

①防暑避阳。不要长时间在烈日下暴晒，也不要在闷热的环境里过久。

②饮食清淡。不食浓煎厚味及过分油腻食品，多食一些开胃消暑的食物（绿豆、苦瓜、西瓜等）和清凉防暑饮料（绿豆汤、酸梅汤、盐开水）。

③保证睡眠。夜晚睡觉，更应重视；午睡虽短，不能忽略。

④积极治疗。

在高温烈日下工作，出现头晕、出汗、口渴、恶心、胸闷、心悸、乏力等中暑先兆时，应立即到阴凉处休息，并服用防暑药品、清凉饮料等；发生中暑，将病人抬至阴凉处、通风处，解开衣扣和裤带，上身垫高，平卧休息；用温水擦身、冷湿毛巾敷头部、酒精擦拭全身以降温。神志清者，给服凉开水及清凉饮料、绿豆汤、金银花露等。神志昏迷者，针刺人中、合谷、十宣等穴位急救。呼吸困难者，行人工呼吸。重症中暑，送医院抢救。

2. 防疰夏

（1）何谓疰夏

夏季气候闷热、潮湿，一些体质虚弱的人感到精神不振、四肢乏力、全身困重、胸闷欲吐、食欲减退，严重者身体随之消瘦，但到立秋后，上述症状随之减退，这就是疰夏（"苦夏"）。

（2）预防疰夏

①运动锻炼。选择散步、游泳等运动，提高身体素质。

②衣着轻简。颜色宜浅，款式宜宽大，利于体热散发。

③饮食调理。补充体内易消耗的酸、盐、水和糖，增加维生素食物摄入。多食莲子、薏苡仁、扁豆等健脾化湿、清淡易消化而富于营养的食物。少食或不食油腻不易消化的食物。生冷的瓜果和各种冷饮，一次不宜进食过多。

④重视午睡。每日午后要适当午睡 30 分钟至 1 小时，以利于恢复精神、体力。

3. 防菌痢

夏季高温，有利于痢疾杆菌生长繁殖，夏季食物易腐烂变质，加上苍蝇传播和人体胃的杀菌能力下降，成为菌痢的高发季节。

（1）菌痢症状。表现为脘腹部不适或疼痛，呕吐，腹泻，大便次数增多，每日 7～8 次，多者 20～30 次，伴有里急后重，大便有黏液和脓血，严重者还可伴有发热、寒战、全身不适等症状。

（2）菌痢预防。

①把好"病从口入"关。避免食入腐烂或被细菌污染的食物；饭前便后及接触病人后要洗手；生吃瓜果蔬菜要洗净、消毒。

②及时到医院治疗。得了痢疾要到医院进行正规、彻底治疗，这是预防痢疾的重要途径。在症状完全消失后，继续服药 3～5 日，以巩固疗效。

③进食易消化的食物。如藕粉、面汤、稀粥、豆浆等流质，以减轻

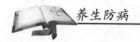
胃肠道负担，必要时禁食 12～24 小时。

④适当选用中药治疗。如马齿苋具有很好的治痢效果。中药方葛根芩连汤也有较好疗效。

4. 防胃肠炎

（1）发病原因。盛夏酷暑影响人的消化系统，加之时鲜水果及各种冷饮上市，进食过量就会损伤脾胃，导致脾胃虚弱。又由于盛夏炎热、潮湿，细菌滋生繁殖快，易污染食物，不慎误食，使细菌在体内繁殖，导致急性肠胃炎。

（2）临床症状。主要表现为恶心、呕吐、腹泻等上吐下泻症状。常起病急骤，排便次数增多、粪便稀薄，甚至会有脓血，伴有肠鸣、腹痛、里急后重（肛门下坠，排便不尽感）。

（3）积极治疗。卧床休息，加强护理，多饮水，食易消化食物。症状缓解后，进食清淡流质如稀粥、稀藕粉、面食、苹果等，少量多餐，不宜食用产气多致腹胀的豆浆、牛奶。少吃或不吃肉、鱼、豆类及煎炸油腻食品。禁食酒类、咖啡、肥肉、冷菜、汽水及多纤维的蔬菜。多喝含有大量维生素 C 的饮料如柑橘汁、茶水、西红柿汁等。

（4）怎样预防。

①加强锻炼。通过锻炼、增强机体抗病力，提高消化系统功能。

②合理饮食。要有充分营养，可多食新鲜干净的蔬菜水果、豆类及优质动物蛋白。

③讲究卫生。加强饮食卫生管理。饭前便后要洗手，防止病从口入，不喝生水及变质发霉食物和苍蝇、蟑螂叮爬过的食物。

三、秋季养生与防病

（一）秋季气候

1. 六个节气

农历七、八、九三个月（公历 8、9、10 月），立秋、处暑、白露、秋分、寒露、霜降六个节气。

2. 季节特点

（1）阳消阴长。阳气渐收，阴气渐长，肃杀之气渐盛。即秋季热去寒来，阳消阴长，气候多变，万物日渐萧条。

（2）燥气当令。天气少雨，气压高，空气干燥，易损害机体的津液和肺脏。人感皮肤紧绷，毛发干枯，口唇干裂，鼻咽干燥，大便干结。

（二）天人相应（人体顺变）

1. 秋季气候由初秋之热→转中秋之凉→转晚秋之寒，温差变化大，常有冷空气侵袭，使气温骤降→动物冬眠，人深居简出，收敛神气。

2. 天气转寒，阳气收敛，产热不足，血脉运行较平静，位置偏下，重按才得→脉象小。

3. 秋季气候变化大，冷暖空气时常交替入侵→及时增添衣服，注意加强营养和进行体育锻炼，保持生理平衡。

（三）秋季养生

1. 饮食注意

（1）膳食营养要均衡。饮食清淡，不食或少食辛辣烧烤之类食品（如辣椒、生姜、花椒、葱、大蒜、酒等），适当增加蛋白质摄入（蛋、肉、鱼、乳制品、豆制品等），不食重油腻味食物。进食不宜过多，否则造成脂肪堆积，"长秋膘"。

（2）滋阴润肺宜多食。秋季燥气当令，易伤津液，应多喝开水、淡茶、果汁饮料、豆浆、牛奶、粥等。多食新鲜蔬菜及水果以养阴润燥，弥补损失的阴津（如梨、柿子、苹果、石榴、大枣等）。不食辛辣燥热、油炸、烧烤之食品。

（3）蔬果介绍

①秋梨：有"天然矿泉水"之美誉，甘寒清润，止咳化痰。含丰

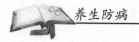
富的 B 族维生素，能保护心脏，减轻疲劳，增强心肌活力，降低血压；能防止动脉粥样硬化，抑制致癌物质亚硝酸的形成，从而防癌、抗癌，加热后的梨汁，所含的抗癌物质更多。减肥佳品：梨有丰富的纤维，可帮助肠胃减少对脂肪的吸收，从而起到减肥作用，梨中的果胶含量很高，有利于通利大便。注意事项：梨性寒凉，不宜多食，否则易伤脾胃，助痰湿，脘腹冷痛及脾虚便溏者慎服。

②柿子：味甘性寒，能清热润肺，生津止渴、健脾化痰。新鲜柿子有凉血止血作用，柿蒂降逆止呕，柿饼和胃止血，柿叶能止血。现代研究表明，柿子、柿叶有降压、利水、消炎、止血作用。注意事项：柿子性寒，脾虚泄泻、体弱多病、产后及外感风寒忌食；忌与酸性食物同食，易凝结成"胃柿结石"；忌与红薯同食，以免与胃酸起反应，形成柿石；柿子中的单宁酸易与铁结合，阻碍铁的吸收，故缺铁性贫血不宜食柿子；忌与鹅肉、蟹、虾、鸡蛋等富含蛋白质的食物同食，易引起腹痛、呕吐、腹泻等症状；柿子含糖较高，易被人体吸收，故糖尿病患者忌食。

③苹果：性味甘凉，有生津润肺、除烦解暑、开胃醒酒、止泻的功效。苹果中的纤维能促进儿童的生长和发育，锌能增强儿童的记忆力；苹果中的维生素能抑制皮肤中黑色素的沉着，果酸可使毛孔通畅，能淡化面部雀斑及黄褐斑，有助于治疗痤疮和老年斑。

④石榴：性温，味甘、酸，有涩肠止泻、止血调经、驱虫抑菌等作用。石榴果及皮含有生物碱、熊果酸等，有明显的收敛作用，可治疗久泻、久痢、便血、带下、脱肛、疥癣、虫积腹痛、创伤出血等病症；石榴花泡水温服，尚能明目；石榴叶炒熟后可代替茶叶，能清热生津、消食止痢。

⑤大枣：性温、味甘，具有补虚益气、养血安神、健脾和胃等作用，对慢性肝炎、肝硬化、过敏性紫癜等病症有较好疗效。大枣有三萜类化合物及环磷酸腺苷，有较强的抗癌、抗过敏作用；大枣有维生素

E，有抗氧化、抗衰老等作用；大枣对妇女的美容养颜以及更年期的潮热汗出、情绪不稳也有调补和控制作用。

2. 调情敛神

（1）收敛神气。秋季来临，自然界阳气日衰，阴气渐盛，阴气为敛，促使草木生机收敛。此时人体阳气也开始收敛。故养生时在精神方面要使神气内敛，志益安宁，要淡泊名利，顺其自然，清心寡欲，淡然处世，以积精全神，平缓秋气，这样就能避免疾病发生。

（2）防止秋愁。秋季，万物凋零，红衰绿减，草枯叶落，容易使人悲哀、忧虑、烦躁和伤感。所以人们常说"多事之秋"。悲秋情怀对人体身心不利，常易导致旧疾复发，引起忧郁症的发生或加重。

①沐浴阳光。人的大脑中的松果体能分泌"褪黑激素"，这种激素能使人意志消沉、情绪低落。充足的阳光照射能抑制褪黑激素的分泌，从而有效地防治秋愁。阳光能给人带来好的心情。

②培养兴趣。经常参加一些娱乐活动，培养广泛的业余爱好，如下棋、养花、垂钓、抚琴等。可以帮助人们转移忧愁苦闷情绪，保持乐观情绪，使人心情舒畅，精神振奋。

③饮食调理。适当多食些高蛋白的食物，如牛奶、鸡蛋、猪肉、羊肉和豆类，这些食物能使人脑产生一种特殊的化学物质血清素，可以帮助消除抑郁情绪。另外，在情绪不佳时，可以吃些香蕉、咖啡、巧克力、绿茶等食物，也能减轻抑郁情感，有效地防止秋愁的发生。

④态度乐观。要看到秋天也有它的美好之处，天朗气清，碧云黄叶，橙黄橘绿，硕果累累，菊黄蟹肥。可见心境开朗乐观的人，总是用积极的态度去看待一切事物，把秋天看成一个美丽收获的季节、绚丽迷人的季节，这样就会令人充实和愉悦。

⑤积极体锻。在空气清新的秋日里，老年人可散步、慢跑、打太极拳、做健身操、八段锦、自我按摩等；中青年人可跑步、打球、爬山、洗冷水浴、游泳等。秋天也是进行郊游、登山活动的好时节，登山活动

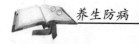
能增强人体的呼吸和循环功能，提高肺活量和心脏收缩力。

3. 起居有常。

（1）湿度适宜。人体在室内感觉舒适的相对湿度为50%左右。由于秋天气候干燥，空气的相对湿度低，低于30%以下时，人体的皮肤、鼻腔或口腔黏膜的水分很快被蒸发掉，出现口渴、声哑等现象，严重时出现鼻衄、唇裂。另外，湿度过低，可使流感病毒和致病力很强的细菌繁殖速度加快，引起流行，导致各种传染病发病率显著增高，哮喘、支气管炎的发作次数明显增加。怎样保湿防燥呢？

①居室内养花草或观赏鱼，能绿化环境、改善空气质量，还能增加室内空气的相对湿度。

②在厨房室，煮开水时可以适当让开水开2～3分钟，让水汽改善厨房的湿度。

③用湿布擦地或在室内洒些清水，将湿毛巾搭在暖气片上。

④居室内安装加湿器等新型家电产品。

（2）早睡早起。秋天阴长阳消，天气由凉转寒。睡眠节律也要顺应季节变化作调整。应"早卧早起，与鸡俱兴"。早起使肺气得以舒展；早卧以顺应阳气之收，防止阴精外泄。

（3）适度秋冻。俗语说"春捂秋冻"，即春季不忙脱冬装，秋季不忙添衣服。适度秋冻能使人体防御机能得到锻炼、激发，使机体能逐渐适应寒冷的气候环境，御寒耐受力增强，有利于避免伤风等疾病的发生。但秋冻也要适可而止，深秋气温骤降时要及时添衣，以防着凉感冒。

（四）秋季防病

1. 防感冒等呼吸道疾病。由于秋季气候多变，温差较大，让人不易适应，病毒乘虚而入，使人致病，最为常见的是呼吸道疾病。

（1）与感冒患者保持1米以上距离。不让患者咳嗽、打喷嚏时带病毒的唾液飞溅到自己的眼睛和鼻腔。

（2）勤洗手。不要养成抒鼻、抠鼻孔的坏习惯，否则容易把手上的病毒带到最易被传染的部位。

（3）开窗通风。保持室内空气流通。空气不流通的地方（如办公室）容易滋生感冒病毒。

（4）脱离过敏原。有些过敏原如尘土、尘螨要尽量减少吸入；对花粉过敏者要避免接触花木；室内不要喂养各种宠物。猫、狗、鸟等宠物的皮毛、皮屑、分泌物、排泄物都有很强的致敏作用。

（5）适当锻炼。每日进行 30～45 分钟的有氧锻炼（散步、慢跑、骑车、跳舞、打太极拳等）可增强体质，提高免疫力。

（6）药物免疫。体质较弱的人群如老人、儿童可以接种流感疫苗。

2. 防胃肠病。入秋后，胃肠道对寒冷刺激非常敏感，所以胃炎、胃及十二指肠溃疡、胃肠功能紊乱的病人明显增多。

（1）保暖护胃。秋凉之后，昼夜温度变化大，患有慢性胃病的人要根据气温变化适时增添衣服，防止腹部受凉而使胃病复发、加重。

（2）平心静养。慢性胃病的发生与发展，与情绪密切相关，因此要保持心情乐观，精神愉快，情绪稳定，避免紧张、焦虑等不良的情绪刺激。

（3）饮食调养。

①饮食以温、软、淡、素为宜，忌用或少用煎、炸、烹、溜、烧、生拌的食物。

②少食多餐，定时定量，使胃中经常有食物中和胃酸，防止侵蚀胃黏膜和溃疡面。切忌暴饮暴食，避免食用过甜、过酸、过冷、过硬、过热及辛辣食物。

③戒烟、戒酒，宜供给高蛋白、低脂肪、低糖类、少渣、易消化食物。

④服药以饭后送服为宜，以防刺激胃黏膜，促使胃病恶化或复发。

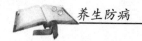
3. 防心血管病。在气温变化较大的秋末冬初，特别是当冷空气袭来时，冠心病、心绞痛、心肌梗死的发病率明显增多，这是因为寒冷可使体内肾上腺素等儿茶酚胺物质分泌增加，使血管收缩，血液黏稠度增高，血压易波动，这些都是发生心血管疾病的重要因素。

（1）控制诱发因素。高血压者要服用降压药，保持血压稳定；高血脂者要控制胆固醇饮食，限制热量，服用降脂药；糖尿病患者，应控制饮食，服用降糖药或胰岛素治疗。还要预防各种感染，因为感染是诱发心衰的首要原因。

（2）注意保暖身体。气温下降时，血管会跟着收缩，血管一经收缩会形成血栓，造成阻塞，引发危险。所以患有心血管病的中老年人要及早添衣保暖。

（3）饮食调理。低脂、低热量、低盐饮食，多食含纤维素、维生素、钾和钙等微量元素高的食物如蔬菜、水果。因为动物性脂肪→增加血中胆固醇→阻塞动脉→血管硬化和狭窄。高热量摄取过多→形成肥胖→加重心脏负担→增加动脉硬化的危险性。蔬菜含有丰富的纤维素，能降低血液中的胆固醇，保持心血管通畅。

（4）保持心情愉快。生活要有规律性，保证充足的睡眠。劳累过度、焦急紧张、忧郁、烦恼可引起心动过速或过缓、心律失常、心前区疼痛和血压升高现象。做到戒烟戒酒。香烟中的尼古丁、CO、焦油能使血管收缩、增加血液黏度及血小板黏性，同时降低溶解血栓能力与血红蛋白的携氧能力。

（5）适当活动，不宜做剧烈运动。因为剧烈运动可使血中儿茶酚胺增高，引起血小板聚集增强。适当锻炼能使血管的舒张和收缩运动正常化，使自主神经系统和内分泌系统的功能得到改善。对老年人提倡散步、打太极拳等。

四、冬季养生与防病

（一）冬季气候

1. 六个节气

农历十、十一、十二三个月（公历 11、12、来年 1 月），包括立冬、小雪、大雪、冬至、小寒、大寒六个节气。

2. 季节特点

（1）阴气盛极。冬季三个月是自然界阴气最盛、阳气最弱的时期，阴长阳消达到顶点，此时阳光最弱，日照时间短，昼短夜长。自然界呈现草木凋零、昆虫蛰伏、万物闭藏、大地冰封、雪压风寒的景象。植物类生命处于生长停滞状态，很多动物如昆虫、青蛙、刺猬、乌龟乃至狗熊均进入了冬眠。故《黄帝内经》称冬季为"闭藏"的季节。

（2）寒风凛冽。寒指气温降低，天气寒冷；风是指大气环流，冬季风是由极地大陆（西伯利亚）冷高压吹出的偏北气流。冬季最冷，人们称为数九寒天。"一九二九不出手，三九四九冰上走，五九和六九，河边看杨柳，七九河冻开，八九燕子来，九九加一九，耕牛遍地走。"

（二）天人相应（人体顺变）

1. 天气寒冷，致经脉收引，气血凝滞沉涩，运行缓慢→引起人的脉象变化，脉位最深，用力按之始得，有沉紧感。

2. 气温过低或气温骤降，人体若不适应此种变化未采取保暖措施，就会感受寒邪→发生冻伤、感冒、骨折、手足皲裂、关节炎等疾病，而支气管炎、肺炎、脑中风、冠心病、急性心肌梗死、胃溃疡、结肠炎、慢性肾炎等也多因寒冷发作或加重。

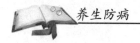
(三) 冬季养生

1. 冬令进补

(1) 为何要冬令进补

①气候寒冷，人体为了保持正常的体温，需要产生更多的热量以抵御寒气的侵袭。因此，机体对营养的消耗量也随之上升，营养需求增加，故进补迫切。

②冬季万物潜藏，人体阴精、阳气也趋于潜藏，此时补益阴精阳气易于吸收并藏于体内，使人体质增强，起到扶正固本作用。

③冬至前后，正是一年中阴气极盛而阳气始生的转折点，此时，及时、适度地补充蛋白质、糖类、脂肪、维生素、各种电解质和水等营养物质，既可满足机体生命活动的需要，又可萌育元气，养精蓄锐，有助于体内阳气生发，为下一年身体健康打下基础。"冬令进补，来春打虎。"

(2) 冬令进补的目的

主要是为了补其不足，即身体中缺少什么就补充什么。如果一个人体质强壮，没什么虚弱的证候，就不要盲目进补。

(3) 哪些人适于冬令进补

①病后体弱、久病体虚或手术后体力未及时恢复的病人。

②产后、正在哺乳的妇女。

③营养不良、发育迟缓的儿童。

④其他原因导致的体质较差的老弱病残者。

⑤患有心悸、失眠、多梦、阳痿、早泄、疲劳、食差等各种亚健康者。

(4) 冬令进补注意事项

①不要过多食用肥厚滋腻、易滞而不消化的食品。否则会引起泄泻或发胖，甚至产生内热，引起喉炎、牙龈肿痛等症。现代医学认为，摄

入肥甘厚腻过多，会使血中脂质增加，形成动脉粥样硬化，导致高血压、冠心病。

②要注意区别体质进补（辨证施补）。

阳虚者：多食温阳之品，如羊肉、狗肉、鸡肉、韭菜等；阴血不足者：多食补阴之品，如芝麻、糯米、蜂蜜、乳品、蔬菜、水果、鱼类等清淡食物，还有鳖、龟、藕、黑木耳等；气虚者：食用人参、莲肉、山药、大枣等补气之物；血虚者：食用荔枝、黑木耳、甲鱼、羊肝等；阳盛者：宜食寒凉性水果、蔬菜、苦瓜，忌牛、羊、狗肉、酒等产热之物；血瘀者：宜多食桃仁、油菜、黑大豆；痰湿者：多食白萝卜、紫菜、海蜇、洋葱、扁豆、白果等；气郁者：少饮酒，多食佛手、橙子、橘皮、荞麦、茴香苗等。

③要注意虚不受补。

何谓虚不受补？虚弱的人服了补药后，病痛不减，反而加重或出现口干、舌焦、烦躁、夜不能眠、虚火上窜、消化不良、腹胀、泄泻等不良反应。如何防止虚不受补？一定要辨体、辨证施补，注意保护脾胃。

④要注意不能单纯依靠进补。

加强体育锻炼；注意饮食卫生、安全；保持良好的卫生习惯和精神状态；参加丰富多彩的社会活动。

⑤注意不要过分追求名贵。滋补并非越贵越好，关键在于对症进补。中医有句名言："药证相符，大黄亦补；药不对症，参茸也毒。"

⑥要注意外感时不要进补。外感之邪未除，补之即犯闭门留寇之弊。

2. 推荐食补

（1）萝卜：味甘辛、无毒，有消食、顺气、化痰、止咳、利尿、补虚等作用。

①萝卜具有一定的抗癌功效。萝卜所含纤维素可提高巨噬细胞吞噬病毒和癌细胞的功能；萝卜所含粗纤维，能促进肠胃蠕动，保持大便通

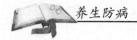
畅，能预防大肠癌和结肠癌的发生发展；萝卜含有的淀粉酶能分解致癌物质亚硝酸胺，从而起到防癌作用；生萝卜汁能刺激上消化道细胞诱生干扰素，从而减少患上消化道癌的机会。

②萝卜含有的杀菌素能抵抗传染病对人体的侵袭，在传染病流行时，生食萝卜能起到预防白喉、脑膜炎、感冒等病的作用。

③红萝卜性微温、白萝卜性平、青萝卜性微寒，脾胃虚寒者不宜多食青萝卜。

（2）海带：味咸性寒，具有软坚散结、清热解毒、止咳平喘、利尿消肿等功效。

①海带含碘量高，100g 海带中含碘元素 240mg，可有效地预防甲状腺肿大，并且是女性乌发、美发的好食品。

②科学研究发现，补充富含钙和铁的食物可提高机体的御寒功能，每 100g 海带中，含钙高达 177mg，含铁高达 150mg，所以海带对儿童、妇女和老年人的冬季保健均有重要作用。

③食用海带注意：不能与猪血一同食用，二者搭配同食会使人便秘；海带中含较多的尿酸，人食用后易在关节中形成尿酸结晶，使关节炎加重；甲亢病病人不可多食海带。

（3）白菜：性味甘温无毒，有清热止渴、通利肠胃、清心除烦、利水解酒、下气消食等功效。

①白菜所含热量低，为肥胖症和糖尿病患者良好的辅助食品。

②大白菜含有较多的微量元素锌，锌具有生血功能，能促进幼儿的生长发育、外伤愈合等。

③食用白菜注意：不要食用腌制过久的白菜，因为白菜中的硝酸盐可还原成亚硝酸盐，亚硝酸盐能与血红蛋白结合成高铁血红蛋白，使人体出现发绀等缺氧症状，还容易生成亚硝胺类致癌物质；腐烂的白菜不能食用，白菜腐烂后，白菜中的硝酸盐变成了亚硝酸盐，从而引起身体受害，重者死亡。

（4）胡萝卜（又名红萝卜）：味甘辛，性微温，有养肝明目、补中益气、解毒之功能。

①含有丰富的、特有的胡萝卜素，在人体中转化为维生素 A，与 β 胡萝卜素一起，具有促进眼内感光色素生成的能力，能预防夜盲症，加强眼睛的辨色能力，也能改善眼睛疲劳与眼睛干燥。

②胡萝卜里的 β 胡萝卜素与维生素 A，可以减少癌症患者体内 75% 的癌细胞。

③含有较多的纤维素，能刺激胃肠蠕动，帮助食物消化，预防便秘。

④食用胡萝卜注意：胡萝卜素是脂溶性物质，只有溶解在油脂中，食用后才能被小肠吸收利用。因此，食用胡萝卜最好用油炒，或与肉一起烧煮；胡萝卜素容易被酸性物质破坏，所以食用时不宜放醋。

（5）狗肉：性温，味咸、酸，具有补中益气、温肾助阳、暖胃强腰的功效。

①通用于肾阳虚弱所致的腰膝冷痛，小便清长频数、水肿、耳聋、阳痿以及脾胃阳气不足所致的脘腹胀痛或冷痛等。

②食用狗肉注意：狗肉为温热性食物，患有各种热性病、痰火症、热痢、阴虚火旺等疾病者，不宜食用。高血压、脑中风、心脏病、甲亢、溃疡病、肺结核、支气管扩张等病患者均不宜食用；狗肉不能与杏仁、大蒜、菱角、绿豆等豆制品食用，以免影响胃肠功能，引起腹胀便秘等不良反应；食狗肉须防旋毛虫，旋毛虫能引起消化、呼吸、循环系统多种病症，严重时危及生命。煮沸 30 分钟以上可杀灭旋毛虫；严禁食用患狂犬病的狗肉及被患狂犬病的狗咬伤过的狗肉。

（6）羊肉：性温味甘，能暖中补虚，益肾壮阳，开胃健力，利肺助气，豁痰止喘，养肝明目。

①羊肉能补血暖身，增强人体的抗寒能力。可食用黄芪当归生姜羊肉汤。处方：生黄芪 150g，生姜 150g，枸杞子 250g，当归 200g，煮出

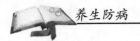
1000ml 汤，用此汤煮 500g 羊肉，煮熟后喝汤吃肉。

②吃涮羊肉时，一定要涮熟，否则会吃到旋毛虫等寄生虫卵，导致疾病发生。

③食羊肉注意：羊肉性热，凡阴虚火旺，表现为口干咽干、头晕目眩、面红目赤、口疮便秘、潮热盗汗等和体内有积热者均不宜食用；体态肥胖，痰多湿重，消化不良腹泻者，或患有糖尿病、身有湿疹、关节红肿热痛或各种病在发热期内均应忌食。

3. 推荐药补

（1）鹿茸：味甘咸，性温。具有壮元阳、补气血、益精髓、强筋骨的作用。

①鹿茸能促进机体生长发育，提高工作能力，减轻肌肉疲劳，改善睡眠，增进食欲，升高血中红细胞、血红蛋白和网织红细胞含量，增进内分泌功能，提高机体免疫系统功能，为良好的全身强壮剂。

②鹿茸服法：可用鹿茸片含化嚼食或将其放入茶杯中以沸水冲泡代茶饮用，也可直接吞服鹿茸粉。

③服用鹿茸注意：宜从小剂量开始，缓缓增加，不宜骤用大量，以免引起阳升风动的头晕目赤或伤阴动血（吐血、衄血、尿血），每次用量一般以 0.3～0.5g 为宜；凡阴虚阳亢、血分有热、胃火亢盛、肺有痰热、高血压患者及身体壮、实者不宜服用；不宜与水杨酸类药如阿司匹林同用，否则会增加对胃黏膜的刺激，促使消化道溃疡的发生；不宜与甲苯磺丁脲、氯磺丙脲、苯乙双胍等降糖药服用，否则易发生药理拮抗作用。

（2）阿胶：为驴皮去毛煎熬制成的黑色胶块，亦称"驴皮胶"。其性味甘平、微温。具有滋阴补血、止血、安胎之功。主治血虚、虚劳咳嗽、吐血、鼻血、便血，妇女功能性子宫出血、先兆流产、习惯性流产、月经不调等。

①阿胶具有抗贫血、抗休克、增强免疫功能，预防肌营养性障碍，

增加血钙、抗疲劳、耐缺氧、耐寒冷、健脑、延缓衰老等作用。

②近年来亦用于治疗癌症化疗引起的白细胞减少、肺结核咯血等。

③阿胶入汤常用量为 5 ~ 15g，单用时以开水或黄酒化服，入汤剂应预先烊化后冲服。

④服用阿胶注意：脾胃虚弱、消化不良、食少便溏者不宜服用，如要应用，先用开胃健脾方药调理后再用；高黏血症、高脂血症不宜用，否则会加重郁滞，使瘀血更为严重，诱发血栓形成；有感冒、发热等病证者不宜食用；"新阿胶"放置 3 年以上为"陈阿胶"。要服用"陈阿胶"，民间流传阿胶越陈越好，10 年以上者最佳。

（3）桂圆：性味甘温无毒，具有开胃益脾、养血安神、壮阳益气、补虚长智、敛汗止泻、润肺止咳的功效。

①用于心肺虚损，气血不足的心悸、失眠、健忘、神经衰弱、面色无华、神疲乏力、短气及病后、产后体虚、肠风下血、脾虚泄泻、产后水肿等症。

②服用桂圆注意：桂圆性温、易生内热，素有痰火者及湿滞停饮者忌服；小儿及体壮者少食；孕妇大多有便秘、小便黄、口干咽燥等阴血偏虚、虚热内生的表现，食用后会增加内热，发生动血动胎，甚则流产；风寒感冒、泄泻、消化不良和舌苔偏厚者应少食桂圆。

（4）人参：味甘、微苦，性微温。能大补元气，益肺健脾，生津止渴，宁神益智。

①人参中含有人参皂苷、氨基酸和多糖等物质，具有双向调节作用，既可以增强机体对各种有害刺激的防御能力，又可增强机体的适应性。

②人参有如下重要作用：能调节中枢神经系统功能，改善神经活动过程的灵活性，提高脑力劳动和体力劳动的能力，对抗疲劳、提高工作效率；能增强机体免疫功能及抗肿瘤、抗放射作用，升高白细胞，增强机体对有害因素引起的不良刺激的防御能力。人参皂苷能使癌细胞

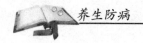
"改邪归正"，复原归顺为正常细胞；能调节多种内分泌腺体的功能，改善消化吸收功能，增进食欲，改善代谢，促进蛋白质合成，促进生长；可调节神经细胞、改善心血管系统功能，大剂量人参可用于心源性休克的抢救；人参具有双向调节作用，既能升高血压，亦能降低血压；有促性腺激素作用，能增强男女性腺的作用，促进性功能；中老年人适量服用人参可以防治多种疾病，有利于延年益寿。服用人参注意：人参主要作用是补虚，体质壮实者或实证者不宜服用；不能长期服用。服用人参超过 1 个月以上，反会引起兴奋、失眠、神经衰弱、高血压、快感；有些人则表现为抑郁、纳呆、低血压、出现皮疹、水肿和清晨腹泻等；冠心病患者不能长期服用人参，因为本病的主要病理变化是冠状动脉发生粥样硬化，血管内有脂质沉积，而人参中含有抗脂质分解的物质，能抑制体内的脂肪分解，不利动脉硬化的康复；伤食、湿浊内蕴者不可滥服。

4. 养心安神（保养精神）

（1）清心寡欲。冬季养生要着眼一个"藏"字，要把神藏于内，不要暴露于外。也就是说人们在冬季要保持精神安静自如，要想法控制自己的精神活动。否则，在冬季情绪不稳，心境不好，很难抵抗寒邪侵袭，经脉遇寒收缩，即会发生心绞痛、脑梗死等病证。

①加强道德修养。少私寡欲。道德高尚，光明磊落，性格豁达有利于神志安定，气血调和，形体健壮。可知养德可以养气、养神。少私是减少私心杂念；寡欲是降低对名利和物质的嗜欲。古人说："若能清心寡欲，久久行之，百病不生。"

②调摄不良情绪，节制情绪，主要在于戒怒。怒气一发，则气逆而不顺，窒而不舒，足以伤身。制怒之法贵在"忍"和"忘"，就是要学会忍耐和宽容、保持稳定的心理状态，如此可以给人们一个重新思索生活的机会。

③防止情感失调。一些老年人，尤其是老年女性易在冬季发生情绪

抑郁、懒散、嗜睡、昏昏沉沉等现象，使人身心处于低落状态，对健康非常不利。可以采用多晒太阳的方法调养情绪，因为阳光能刺激大脑内的松果体，使之受到抑制，进而促进甲状腺素、肾上腺素的分泌，这两种激素可以激发细胞工作，能使人精神振作，神经反应加速。

④保持愉快乐观。愉快乐观的情绪，能调动机体的潜力，影响内分泌的变化，清除对健康有害的神经紧张感，增强机体的抗病能力。开朗而乐观，就能保持心神宁静，血脉和畅。笑对健康非常有利，只要笑口常开，青春便能永驻。

（2）读书怡情。书是知识之海，智慧之矿，文明之景。冬季是一年中较清闲的季节，所以冬季读书是一项很好的消闲养生措施。

①增知冶情。读书可以丰富知识，增加新的技艺，开阔视野，陶冶情操，获得充分的精神享受。

②宁心宽怀。读书学习可以消除人的紧张情绪，使人心神宁静，休闲时读书，可以清心怡情；烦恼时读书，可以消愁解闷，读书入境，可以暂时离开现实景况，忘记心中烦恼。读书还可弥补阅历之不足、知识之欠缺。

③健脑益寿。生物学规律："用则进，废则退。"大脑也是这样，越用越灵，不用就会衰退，勤用脑有益健康长寿。

5. 冬季运动

（1）体育锻炼

①冬季锻炼能明显增强人的抗寒能力，能增强人的体质和机体的抵抗力。俗语说："冬天动一动，少生一场病；冬天懒一懒，多喝药一碗。"

②冬季锻炼可提高人的免疫力。冬季锻炼由于不断受到冷空气的刺激，人体造血功能也发生变化，血液中的红细胞、白细胞、白蛋白及抵抗疾病的抗体增多，从而提高了人体的免疫功能和对疾病的抵抗力。

③冬季锻炼可以磨炼人的意志。冬季外出锻炼往往要顶风雪、冒严

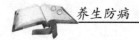
寒，如果持之以恒，就会形成不畏严寒，勇于挑战的坚强意志，提高进取精神。

（2）冬晒太阳

①改善钙、磷代谢。缺钙可引起佝偻病、子痫、骨质疏松症，并与高血压、结肠癌等病有直接关系。钙的代谢有赖于维生素 D 的参与。晒太阳能产生和增加维生素 D 进入血液，促进消化道对钙、磷等的吸收，有利于祛病健身。

②可预防流感。晒太阳可使体内维生素 D 合成增加，促使增强人体抵抗力，同时充分利用太阳的杀菌功能，防止流感病毒的侵袭。

③可以下降血压。太阳光的紫外线照射可使机体产生一种营养素——维生素 D_3，其与钙相互影响又能控制动脉血压，所以适当地晒太阳能使血压下降。

④可防前列腺癌。阳光中的紫外线可以诱导维生素 D 的产生，而维生素 D 能够促进前列腺细胞的正常生长，抑制前列腺癌细胞入侵扩散，故有助于降低前列腺癌的发病率。

⑤可预防哮喘。澳大利亚科学家发现，将患有哮喘的试验老鼠暴露在阳光中，每次接受 15～20 分钟的照射，结果哮喘症状明显缓解。

⑥可预防贫血。人体受阳光中紫外线照射，机体造血功能受到刺激，红细胞数量增多，血色素增加。

6. 冬季起居

（1）睡前洗足。足部是足三阴经起始点，又是足三阳经的终止点。踝关节以下有 60 多个穴位。因此，足的保健，对保证人的正常生活和身体健康具有重要意义。而足浴是一种简便易行的自我保健方法。

①用热水泡足，能增加血液循环，有助于消除疲劳，防止肢体关节酸痛麻木，改善睡眠，增进食欲。

②用热水洗足，还能刺激足部穴位，起到滋补元气、壮腰强筋、延缓衰老、延年益寿的作用。

③热水泡足后，搓揉足心，能使腿足坚强，舒肝明目，宁心安神，还能帮助消化、通便止泻、祛除风湿。足掌心有无数的神经末梢与大脑紧密相连，故按摩足心能强壮身体，防止早衰。国外医学专家称足掌心为人的"第二心脏"。

（2）保暖防寒

①冬季衣料宜选织物厚、透气性和保温性良好的面料。衣料中所含有的空气越多，其保暖性能越佳，如棉花、羊毛等物中往往含空气量大，保暖性能较好。

②穿衣服的层次多，衣服与体表之间的空气层也多，其保暖性能也好。只穿一件棉衣，层次太少，留不住热量，保暖性能就差。理想的穿衣方法是多件衣服同穿。

③冬服外层应选致密度高、透气性小的材料，如毛哔叽、呢绒、羊毛和革制品；冬服中层的衣料要蓬松，以含空气量多一些的为好，可选择羊毛、腈纶和混纺织物；冬服内层，应选具有较好吸湿性和透气性的材料，如各种纯棉毛衬衫、衬裤。

④衣物的颜色与其吸收阳光辐射的热量密切相关。深色服装吸收阳光中的热量较多，故能抗寒，使人倍感温暖。

⑤衣物吸收太阳的热量还与其表面状态有关。表面粗糙的吸收热量较多，如麦尔登呢、制服呢、大众呢等厚呢材料所做的大衣是冬季良好的外套。

（3）室内禁烟

吸烟有百害而无一利，国外有人称烟害为20世纪的"鼠疫"。香烟的化学成分较复杂，有害成分达1000多种，对人体健康有严重危害的达30多种。

①吸烟可以致癌。长期吸烟的人癌症发病率比不吸烟的人高得多。口腔癌、唇癌、舌癌、喉癌、食管癌、肺癌、肝癌、胃癌、胰腺癌、膀胱癌等都与吸烟有密切关系。

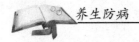
②吸烟加重慢性支气管炎。烟雾中的毒害物质可降低支气管的免疫功能，使细菌乘虚而入，造成支气管炎。老年人患慢性支气管炎如不及时戒烟或进行有效治疗，易发展成肺气肿、肺动脉高压，甚则导致肺心病。

③吸烟加重心脑血管病。引起冠心病的三个主要危险因素是高血压、吸烟及高脂血症。吸烟也是心绞痛、心肌梗死的发病因素之一。长期吸烟的人，可引起高血压、卒中、脑血栓或心肌梗死。

④吸烟加重消化道疾病。吸烟对食管、胃、十二指肠都有刺激，对于胃和十二指肠溃疡的发生有直接影响。长期吸烟可使溃疡经久不愈。

⑤吸烟危害他人。被动吸烟可引起吸烟所致的几乎所有疾病。家庭有一个吸烟者，家中人员患病的危险性增加1.4倍；两个吸烟者就会增加2.3倍；三个或三个以上吸烟者则增加2.8倍。婚后一方吸烟，其配偶犯癌的危险性增加50%；吸烟环境中的胎儿，易造成死胎、早产、畸形及先天性心脏病等。

（四）冬季防病

1. 防高血压

收缩压≥140mmHg或舒张压≥90mmHg（非同日3次测量）即可诊断为高血压。

（1）高血压临床表现：头晕、头痛、失眠、耳鸣、烦躁、易怒、工作和学习精力不易集中并容易出现疲劳，而且往往随着情绪波动，如紧张、生气等而加重。

（2）预防措施：

①避免情绪激动。情绪亢奋，感情激动，容易诱发脑卒中、心肌梗死，甚至造成猝死。因此要保持情绪稳定，心理平衡，心境怡静，精神愉快，切忌狂喜暴怒、忧郁、悲伤、恐惧和受惊。

②合理调节劳逸。要保持平时的生活节奏，起居有时，看电视不要

太长，会亲聚友不宜过久，每日保持6～8小时左右的睡眠。

③进食要适量。肥胖者应减少食量，减少动物脂肪或含胆固醇较高的食物，也要少吃甜食。饮食以清淡为宜，要多吃蔬菜和水果，以便逐步减轻体重，避免肥胖。

④戒除烟酒。吸烟可使血管痉挛、血压升高和血中胆固醇含量增高，加速动脉硬化的发展。饮酒不但可以加速动脉硬化，酒精还可引起强烈的血管反应，并刺激大脑，引起交感神经兴奋，使心跳加快，容易激动和导致血压剧烈波动，从而并发脑卒中。

⑤注意防寒保暖。冬季寒冷刺激会引起血压比平时高，所以寒潮来袭，气温骤降时要添衣保暖。最好用温水洗脸，避免寒冷刺激使血压升高。

⑥坚持按医嘱服药。大多数的高血压病人必须用药，而且必须长期用药，甚至终生。要按医嘱有规律地正确地使用降压药，不能随意停用。

2. 防冠心病

冠心病全称是冠状动脉粥样硬化性心脏病，指冠状动脉出现管腔狭窄或阻塞，造成心肌缺血或者心肌坏死，因此，冠心病又称缺血性心脏病。

（1）冠心病临床表现：胸闷、憋气、心绞痛、心肌梗死甚至猝死等。本病目前已是"人类健康第一杀手"。

（2）预防措施：

①要防寒保暖。在气候骤冷时，根据气温变化，随时调整着装保暖御寒。

②注意起居。室内禁止吸烟，防止被动吸烟对老人的危害。被子应松软、轻便暖和，入睡前用电热毯或热水袋、暖宝宝等取暖。心功能不全者宜高枕而卧，采取右侧卧位的睡姿。不要骤然离开温暖的房间，进入寒冷的露天空间。

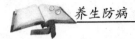
③要坚持运动。适当的运动，可以促进冠状动脉狭窄部位侧支循环的建立，对缓解病情十分有益。晨起散步，2000～3000 步，活动时的心律应为 170 减年龄，心率超过这一数值，就表明运动过量。在气温骤降、风大、下雪、阴雨时不要到室外锻炼。

④建立良好的生活习惯。要戒烟戒酒。饮食要低脂、低胆固醇、低盐。要喝新鲜牛奶和豆制品。要多吃粗粮、蔬菜和水果。特别可以多吃一些芹菜、白菜、萝卜等含纤维素多的蔬菜，对促进消化、降低血脂有积极意义。

⑤积极防治。要定时到医院检查，系统监测病情，及时发现问题。要按医嘱系统服药，坚持长期综合治疗。

3. 防治肺心病

肺心病是慢性肺源性心脏病的简称，是由慢性支气管炎、肺气肿以及其他胸肺疾患引起的继发性心脏病。

（1）肺心病的主要临床表现：咳嗽咯痰，反复发作，胸闷气短，影响到心脏时出现心慌气短，口唇发绀，有时出现下肢水肿。因此，慢性支气管炎—肺气肿—肺源性心脏病，成了形成肺心病的三部曲。

（2）肺心病的特点：常在冬季发作，夏季缓解。所以常在夏季时对本病进行预防性治疗，称为冬病夏治，可以使其在冬季时防止发作或减轻症状。

（3）预防措施：

①改善、优化居室环境。居室安静整洁，空气新鲜，无烟尘污染；绝对禁烟；室温控制在 18～20℃。

②积极预防感冒和感染。如出现咳嗽、气喘加重、痰液黏稠发黄、口唇指甲发绀、头晕、头痛、食欲下降、说胡话、抽搐、昏迷、嗜睡恍惚或烦躁时，应立即送医院治疗。

③适当体育锻炼。如太极拳、气功、散步、慢跑、健美操、打乒乓球等，这样可使呼吸加深、加快，增强机体的免疫力和抗病能力。

④合理饮食。日常膳食以健脾开胃为主，多吃新鲜蔬菜、水果、干果、瘦肉、禽蛋、豆制品等。避免吃辛辣、生冷、肥甘、咸、甜之品，以免助湿生痰，加重病情。

⑤保证氧气供应。本病患者在常态下也存在着轻度缺氧，因此，家庭中应备有氧气袋或小型吸氧设备，一旦发生呼吸困难时，要及时吸氧，也可采取定时吸氧。要采取低流量、低浓度持续吸氧法。

4. 预防脑卒中（脑中风）

冬季气候寒冷时，人体血管收缩，小动脉持续痉挛，血压升高。冬天时血液的黏稠度也增高。因此，天气转寒容易发生脑血管破裂或脑血管阻塞，诱发脑卒中。尤其是那些有高血压、动脉硬化、心脏病等的中老年人，一旦遇到寒冷刺激，就会促使脑卒中的发生。

（1）脑卒中的临床表现：突然昏仆，不省人事，大小便失禁；口眼歪斜，语言不利，口角流涎、半身不遂等。

（2）预防措施：

①保持良好的精神状态，做到心静，制怒，保持心理平衡，乐观豁达。

②调节饮食。减少高脂肪，高胆固醇食物，如肥肉、猪油、动物内脏等的摄入，多食用蛋白类食品和蔬菜、水果。少糖饮食，均匀进食，不过饥过饱。

③保持大便通畅。大便秘结，排便时必然要屏气用力，使腹压增高，血管阻力突然增大，可使血压骤升，易导致脑血管破裂出血，发生脑卒中。多吃蔬菜瓜果杂粮，有利于大便通畅。

④锻炼身体。增强体质，对中老年人来说，散步、慢跑、气功、太极拳等活动对防止高血压和脑血栓形成是十分有益的。

⑤高度重视脑血管的危险信号：血压突然升高或下降，头部跳痛伴血压升高，可能是脑卒中的危险信号；单一肢体或同侧上下肢无力、失灵、瘫痪、麻木，不能说话，双眼发黑，眩晕等反复出现，持续几秒钟

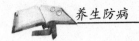

或一瞬即过，更是重要的危险信号，要尽快入院抢救治疗。

⑥药物预防。针对预防血管堵塞的缺血性血管病有很多预防药物。比较有效的是抗血小板药物，西药如阿司匹林、盐酸噻氯匹定；中药有三七粉、血塞通、活血通脉胶囊、麝香通心滴丸、银杏酮酯片等。

⑦中药药膳方预防。如夏枯草、决明子茶（夏枯草 10g，决明子30g，绿茶 5g，放入大号杯中，开水泡服）适宜于阳热证。再如山楂、菖蒲饮（山楂 30g，石菖蒲 15g，置于杯中，开水泡服）适宜于寒湿证。

附：编写"养生防病"参考书目

[1] 傅杰英．体质养生［M］．厦门：鹭江出版社，2009.

[2] 严晓莉．黄帝内经二十四节气养生法［M］．西安：第四军医大学出版社，2010.

[3] 马银春．谈古论今话健康［M］．北京：中国物资出版社，2011.

[4] 陈传．中医五行与四季保健［M］．上海：上海科技教育出版社，2009.

[5] 巩振东，李翠娟．一个月学四季养生［M］．北京：人民军医出版社，2010.

[6] 孙孝凡．运动防治百病［M］．北京：金盾出版社，2009.

[7] 刘占文．中医养生学［M］．北京：中国中医药出版社，2012.

附　录

一、科技奖励

（一）国际性学术会议获评优秀论文及奖励

1. "刀豆荚果治疗顽固性呃逆 33 例"

在 1995 年 4 月 16 日北京召开的"第二届世界传统医学大会暨'超人杯'世界传统医学优秀成果大奖赛"会议上荣获"国际优秀成果奖"。

2. "复方抗高热饮治疗感染性高热症 50 例"

在 1996 年 3 月 28 日北京召开的"第三届世界传统医学大会暨世界传统医学优秀成果大奖赛"会议上荣获"国际优秀成果奖"。

3. "内服消痈汤兼按摩阑尾穴治疗急性阑尾炎 75 例"

在 1998 年 5 月 31 日美国洛杉矶召开的"第四届世界传统医学大会暨世界传统医学优秀成果大奖赛"会议上荣获"国际优秀成果奖"。

4. "胃炎止痛合剂消除慢性胃炎常见症状研究"

在 2000 年 11 月 18 日香港召开的"二十一世纪国际中医药发展大会"上荣获"优秀论文壹等奖"。

5. "复方壮阳汤治疗阳虚型阴茎勃起功能障碍 150 例"

在 2008 年 6 月 25 日澳大利亚墨尔本召开的"中澳中医药发展论坛"上荣获"优秀论文奖"。

6. "介绍一个治疗慢性前列腺炎的经验方——前列清汤"

在 2010 年 3 月 14 日美国旧金山召开的"国际中医药学术交流研讨

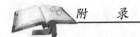
会"上荣获"代表论文证书"并被聘为"担任 2010 旧金山国际中医药
学术交流研讨会学术委员会委员"。

7. "胃炎平汤治疗慢性胃炎经验介绍"

在 2011 年 4 月 24 日捷克布拉格召开的"第 49 届世界传统医学大
会"上荣获"世界传统医学优秀成果奖""世界传统医学杰出名医奖"。

8. "清胆排石汤治疗胆结石和慢性胆囊炎 50 例"

在 2013 年 6 月 24 日马来西亚吉隆坡召开的"第 51 届世界传统医
学大会"上荣获"世界传统医学杰出贡献奖""中国影响世界百佳名医
奖"。

（二）全国性学术会议获评优秀论文

1. "金匮肾气丸治疗阴茎勃起功能障碍 100 例"

在 2002 年 6 月 30 日河南南阳召开的"'仲景杯'张仲景方药临床
研究与应用学术征文活动奖励大会"上荣获二等奖（中华中医药学
会）。

2. "复方前列清汤治疗慢性前列腺炎的临床研究"

在 2006 年 12 月 19 日北京召开的"2006 年中医学发展论坛暨全国
中医药品牌博览会"上荣获"优秀论文二等奖"。

3. "复方消斑汤治疗黄褐斑 36 例疗效观察"

在 2007 年 12 月 30 日北京召开的"2007 年第二届中医药发展论
坛"上荣获"优秀论文一等奖"。

4. "复方生精汤治疗男性少弱精子症的临床研究"

在 2008 年 12 月 28 日北京召开的"2008 年第三届中医药发展论
坛"上荣获"优秀论文二等奖"。

5. "桂枝加大黄汤治验二则"

在 2006 年 4 月 18 日重庆召开的"全国实用中医药学术研究会"上
荣获"优秀学术论文"奖。

6. "乌梅丸加减治疗疑难病经验介绍"

在 2012 年 8 月 11 日延安聚医杰召开的"中华中医药学会第十届难治病学术研讨会"上荣获"中华中医药学会优秀论文奖"。

7. "介绍肝硬化腹水经验方——疏肝活血利水汤"

在 2013 年 8 月 22 日承德聚医杰召开的"第 22 次全国特色医疗名医学术交流会"上荣获"优秀论文奖",被评为"特色医疗名医""疑难病名医"。

（三）中医、中西医结合科技成果

1. 成都军区科技成果奖励（1986.6）

"云贵地区 100 例正常人舌印片脱落细胞观察"荣获科技成果三等奖。

2. 南汇区科学技术委员会奖励（2001.10）

"胃炎止痛合剂消除慢性胃炎常见症状研究"荣获区科技成果二等奖。

3. 南汇区人民政府奖励

（1）"复方壮阳合剂治疗阴茎勃起功能障碍的临床研究"荣获区科技进步二等奖（2005.3）。

（2）"复方前列清汤治疗慢性前列腺炎的临床研究"荣获区科技进步三等奖（2007.3）。

4. 上海市科学技术委员会确认

"复方生精汤治疗男性少弱精子症的临床研究"被确认为"上海市科学技术成果"（2010.3）。

二、政治荣誉

（一）在部队（1964—1986）3 项

1. 1965.4　第二军医大学学生期间荣获"五好学员"1 次。

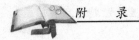
2. 1972.5　云南边防部队野战医院工作期间，参加"国际支左"，荣获嘉奖 1 次。

3. 1979.5　昆明军区军医学校任教期间，参加"对越自卫还击战"（卫生列车抢救伤员）荣获嘉奖 1 次。

（二）在地方（1987 至今）27 项

1. 医院级别

（1）1998.3　评为"优秀党员"

（2）2000.3　评为"十佳个人"

（3）2006.3　评为"优秀党员"

（4）2012.12　评为"十佳志愿者"

2. 区卫生局级别

（1）1990.6　评为"优秀党员"

（2）1992.3　"记大功"

（3）1996.4　"记大功"

（4）1998.3　"记功"

（5）1999.12　"记大功"

（6）2000.7　评为"优秀党员"

（7）2003.1　评为"优秀教师"

（8）2004.3　"记功"

3. 惠南镇级别

2004.4　惠南镇精神文明建设"十佳好事"

4. 县（区）级别

（1）1993.1　当选中共南汇县第六次党代会代表

（2）1994.3　南汇县"先进工作者"

（3）1995.6　南汇县"职业明星"

（4）2010.10　浦东新区名中医

（5）2016.2　浦东新区"最美老干部奖"

5. 上海市级别

（1）1991.6　中共上海市农委命名"优秀党员"

（2）1992.6　上海市"十佳"中青年医师提名奖

（3）1994.4　上海市人民政府授予"上海市劳动模范"

（4）1997.11　上海市"十佳医师提名奖"

（5）1998.2　当选上海市第十一届人民代表大会代表

（6）2003.9　上海市职工"职业道德先进个人"

（7）2015.12　"上海市基层名老中医专家传承研究工作室建设项目"指导老师

6. 中华全国总工会级别

2004.4　中华全国总工会授予"全国五一劳动奖章"

7. 其他

（1）1997.4　南汇县癌症康复协会授予"爱心使者"称号

（2）1999.4　南汇县癌症康复协会授予"爱心使者"称号

（3）2001.10　上海市癌症康复俱乐部授予"优秀医务工作者"

（4）2007.8　南汇区人事局授予"高级专家带教成绩突出"奖励

（三）媒体报道

1. 政治书刊

（1）《青春热线》，王道民等任顾问，蔡秉良主编，1993 年 2 月，华东化工学院出版社

载文：介绍上海市中青年名医顾文忠等 100 名

（2）《医苑明星录》，上海市卫生局党委宣传部编，1997 年

载文："高尚医德，精湛医术"——记南汇县中心医院中医科副主任医师顾文忠

（3）《军徽之光》，王正明主编，上海市南汇县双拥办、上海市南

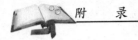

汇县民政局编，2000 年 7 月，中国三峡出版社

载文："情暖杏林"——记县中心医院中医科主任医师顾文忠

(4)《勇立潮头》中共上海市南汇区委保持共产党员先进性教育活动领导小组办公室编，2005 年

载文："病人的利益高于一切"——记南汇区中心医院中医科主任顾文忠

2.《纪检监察情况》（第 5 期）1994 年 3 月 1 日，中共南汇县纪律检查委员会、南汇县监察委员会印发

载文："记共产党员顾文忠同志的先进事迹"

3.《南汇组工信息》（第 6 期）1994 年 9 月，中共南汇县委组织部印发

载文：《双最事迹》："精湛医术，高尚医德"

4. 各级报刊

(1)《解放日报》1994 年 9 月 29 日，第 7 版"市郊大地"

载文："治病救人是我职责"——记南汇中心医院中医顾文忠

(2)《每周广播电视》1994 年 7 月 2 日，第 27 期第 14 版"广播节目"

载文：记市劳模顾文忠

(3)《上海市郊区报》1991 年 7 月 17 日，第 319 期

载文："一个军人的风采"——记优秀共产党员、南汇中心医院转业军医顾文忠

(4)《南汇报》1994 年 6 月 4 日，第 23 期（总第 127 期）第 1 版

载文："为了人民的安康"——记市劳模、中医副主任医师顾文忠

(5)《南汇报》1994.12.17. 第 51 期（总第 155 期）第 2 版

载文："一个吐露心语的地方"——记南汇中心医院中医男科

(6)《南汇报》2005 年 4 月 1 日，第 26 期（总第 699 期）第 4 版

载文："病人的利益高于一切"——记南汇中心医院中医科主任医

师顾文忠

（7）《上海市中医药报》2003 年 12 月 20 日，第 51 期（总第 588 期）第 1 版

载文："德艺双馨，医有专长"——专访上海南汇县中心医院顾文忠主任医师

（8）《中国中医药报》2010 年 3 月 11 日，总第 3282 期，第 5 版

载文："一名西医的中医之路"

（9）《上海老干部工作》2016 年第 9 期，总第 349 期第 23 – 24 页

载文："老骥伏枥国粹梦　十年砥砺中医情"

（10）《劳模》2017 年 1 月，总第 29 期第 36 – 37 页

载图文："顾文忠毕生为中医事业的传承发展"（风范·图说劳模）